Healthy YOGA

全家老小不生病的 健康瑜珈

Sujit Kumar 著

Master

Sujit K

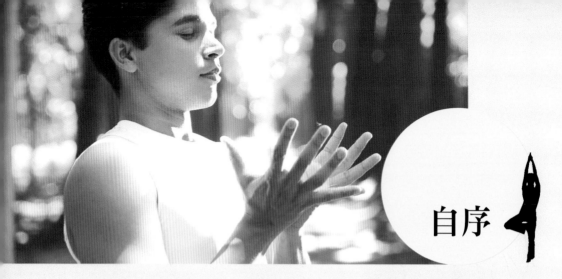

自序

　　這是我自己寫的第一本書，內容匯集了我從五歲開始學瑜珈以來的心得與收穫。不過，要用一本書來描述我踏入瑜珈世界後的心路歷程，篇幅似乎太短了。因此本書的另一個目的是：將我個人的經驗與修練去蕪存菁後，介紹如何只用十到十五分鐘練習瑜珈，就能獲得健康、改善體態的方法。另外，我想透過本書把瑜珈介紹給所有人，不論是已經練瑜珈一段時間，或是才剛接觸瑜珈，甚至對瑜珈毫無概念的人，都希望從中得到收穫，包括：健康靈活的身體、全身的良好協調性以及平靜和諧的心靈。

　　從我在香港、印度和台灣的教學經驗，發現人們的生活與機器脫離不了關係，這意味著我們已經與大自然漸行漸遠。但是，當生活越來越進步、方便，我們的身心靈有跟著提升嗎？心情有更愉悅嗎？似乎不見得。雖然物質生活豐厚，生活壓力卻也越來越沈重，讓我們的身體隨時處於緊繃的狀態。而快速的生活步調，各種便利的科技產品，更讓我們視萬事為理所當然，也不再花那麼多心思照顧自己的身體，凡事只想尋求最快速、簡易的方法解決。所以現代人在生病時，往往不是讓身體休息、自我回復，並探究健康問題的源頭，反而企圖用藥物壓制體內的病源。這樣做雖得一時之便，長久下來對身體卻有害無益，最後只會讓各類後遺症拖累已經殘破不堪的身軀。

　　練習瑜珈可以讓你回到健康、自然的生活方式，從體位法、呼吸法到冥想練習都會全盤性地改善生活的一切。我了解現代人分秒必爭，每天都非常忙碌，能運用的閒暇時間少之又少。因此，在這本書裡，我選擇了符合奔波忙碌的你所需要的練習，所有的姿勢都能透過每天短時間的簡單練習改善體態與健康。

　　市面上有各種瑜珈書，內容琳瑯滿目，卻缺少顯著的主題，這就是為什麼我想寫這本書，告訴大家如何透過瑜珈練習達到身心靈平衡，並且改善一些特定的病痛。這本書最不一樣的地方是，你可以從中知道如何練習體位法、什麼可以做或不可以做、為什麼這麼做、這麼做有什麼好處，以及如何改善、預防常見的小病痛。

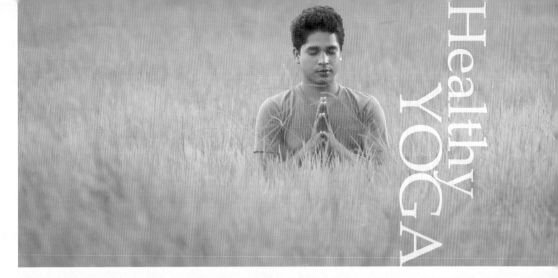

　　瑜珈並非像大家所想的是一門艱澀難懂的運動，不是非得頭頂倒立、單手撐地或身體以不可思議的角度扭轉才是瑜珈。其實，簡單易懂的姿勢也可以是瑜珈，只要持續練習，不論動作難易都可以發揮效用。瑜珈是幫助你了解自己身體的工具，透過它，你可以更敏銳地察覺身體每吋肌肉和筋骨的律動與伸展，以及體內器官的健康程度，一有異樣，便能即時知道。瑜珈是一種老少咸宜的運動，只要持之以恆地練習，一定可以對你的身體、心靈、生活和人生產生正面效益。

　　最後，我想感謝我的父母 Mr. Tulsi Rajak 與 Mrs. Sushila Devi，一路教導我瑜珈的 Prof. Prabir Karmakar 與 Prof. Baisali Champaty Karmakar 教授夫婦，他們不僅帶領我進入瑜珈的世界，還在我人生的道路上點亮了一盞明燈。因為有他們，我才體悟到瑜珈真理以及它如何深深影響了我們的人生。同時感謝那些瑜珈始祖、印度大師、聖人和智者們，有他們，才有瑜珈。 當然也要感謝六年來海內外所有支持我的學生與好朋友們。

Sujit Kumar

我的父母
Mr.Tulsi Rajak & Mrs. Sushila Devi

我的導師
Prof. Baisali Champaty Karmakar

我的導師
Prof. Prabir Karmakar

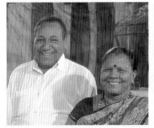
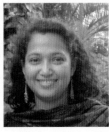
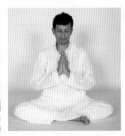

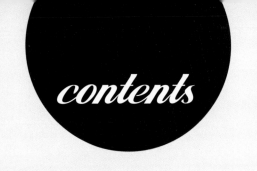

contents

Chapter 1.
跟全身痠痛說 bye-bye ！

本章將告訴你，運用哪些瑜珈基本動作，可以適度按摩肌肉，減少氣血阻塞、促進血液循環、增加肌肉與關節間隙，有助消除身體的痠痛不適，並且強化肌肉線條！

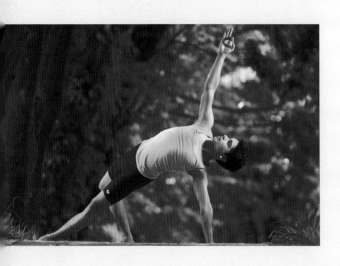

Chapter 2.
打造好體質，由內而外更健康！

每天練習瑜珈，將達到按摩心臟、強化循環功能的效果。除了可以預防心血管疾病、雕塑身體線條，還可以釋放壓力，讓自己由內而外更健康、更美麗！

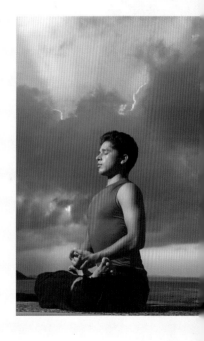

Chapter 3.
打造完美身型，全身活力旺！

想由內而外改善體質、打造完美身型，練瑜珈就對了！本章將介紹一些常見的塑身相關問題，並搭配不同的體位法與呼吸法，讓你經由瑜珈練習解決各類疑難雜症！

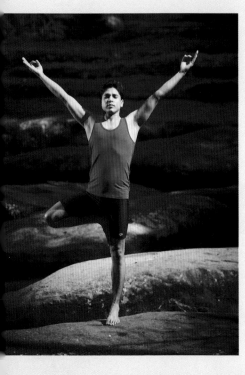

Chapter 4.
提高免疫力，不再怕生病！

維持腸道健康，是身體免疫力強弱的關鍵。瑜珈練習可以透過按摩促進腹部，由內改善消化系統，並且從外調整體態，當體內血脈暢通、消化順利，整個人看起來自然有精神！

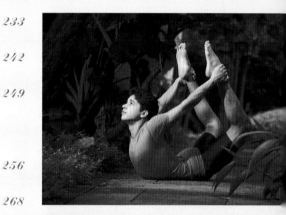

Chapter 5.
身心好自在

本章主要著重於睡眠瑜珈、瑜珈冥想、呼吸法，從這三方面著手改善身心問題、增強心理素質，幫你找到身心靈的平衡點。

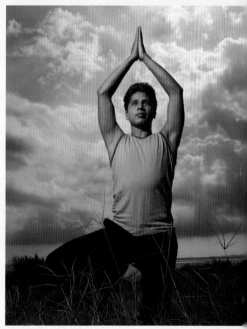

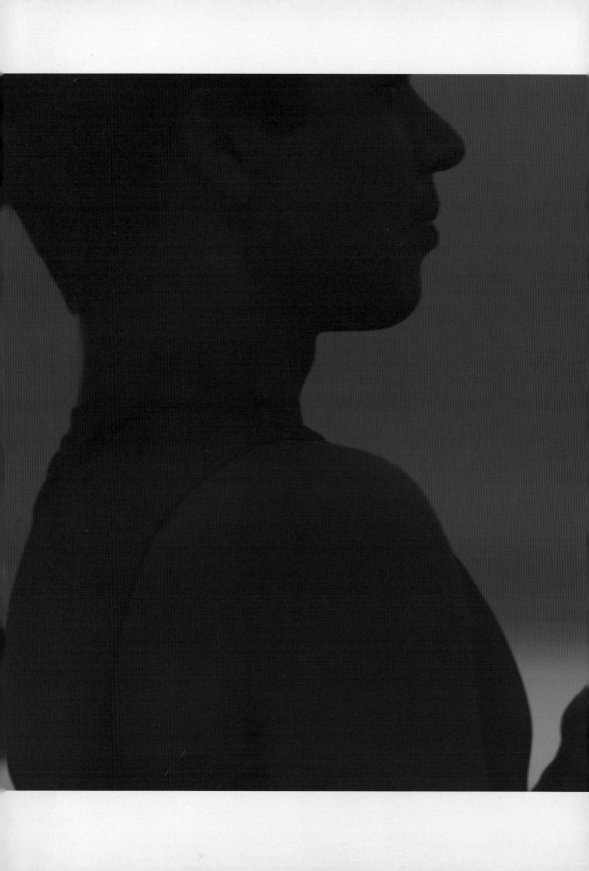

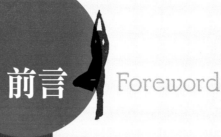

前言 Foreword

很多人將瑜珈視為加強體能、改善健康的運動，但瑜珈能做的，其實不只如此。瑜珈和其他運動最大的不同，在於它讓你的心智更堅強。透過練習瑜珈，你可以學會控制自己的思緒並加強心理素質。

瑜珈體位法（asana）和睡眠瑜珈（yoga nidra）兩者的目標，均是賦予練習者對身體與心靈的自我察覺力，帶來內心平靜。持之以恆地練習，你將能控制自己的心智：不論身處何方，你的思緒與身體將合而為一，再也不會心神不定、心不在焉。達到這個心境之後，做任何事都變得易如反掌，看似無法克服的難題，似乎不再那麼難解決，遇到那些不甚喜歡卻不得不做的事情時，你也能夠完成，即使仍有些心不甘情不願，和其他沒有練習瑜珈的人相比，你可以更專心、迅速的達成任務。

除了專心，練習瑜珈也可以增強心理素質。對一般人而言，好的心理素質讓你更有抗壓性；對運動員而言，擁有強韌的內心十分重要，有了它，在激烈的訓練過程和比賽的關鍵時刻便不會自亂陣腳；對病人而言，增強心理韌性將有助於復健，研究顯示，瑜珈練習能夠治療偏頭痛及某些心理疾病，有些醫院甚至將瑜珈視為一種有助治療癌症及中風的療程。

在我的教學生涯中，我曾經運用瑜珈療法，幫助一位職業自行車選手復健。這位自行車選手飽受過度練習導致的膝關節及臀部傷勢所擾，做完膝蓋和臀部骨板固定手術後，他無須再坐輪椅，但走路卻需要枴杖輔助，更別說騎自行車了。

我在手術後才參與他的復健工作，而使用的方法正是瑜珈療法。我們從最簡單的呼吸及伸展動作開始。一開始，他連坐在地上都有困難，所以我們必須坐在椅子上或支撐牆壁練習。一個月後，他才慢慢的能夠坐在地上。這個瑜珈療程持續了好幾個月，而他在半年後，終於重返賽場。由於他本身是職業選手，心理素質強壯，所以復原速度比一般人還要快許多。對我而言，看到有人能夠藉著瑜珈重拾健康是一個很美好的經驗。

印度與瑜珈

有些人以為所謂的瑜珈，指的是平常上課練習的瑜珈姿勢與呼吸法，其實這些只是表面，仔細探究，瑜珈是一種哲學精神、一種思考態度，而其中包含了持戒（Yama）和精進（niyama）兩個心法準則：持戒，指的是對自己的基本道德規範，明白什麼該做、什麼不該做，例如：不偷竊、不說謊、不使用肢體或語言暴力等等；精進，指的則是日常生活中該盡的義務、做人處事的方法，當你履行這些責任時，就是在淨化內在，精進自己的心靈。

正因為瑜珈代表著一種生活哲學，已經內化到印度的文化與日常生活中，所以在印度，每個人無形中都在「練瑜珈」，即便沒有練習體位法等姿勢，也都在實踐瑜珈精神。走在印度街頭，迎面而來的人，也許外表看起來沒有特別明顯的肌肉線條，但很有可能他在瑜珈心靈層面的修養是非常高的。

在印度，有各式各樣的管道學瑜珈：某些學校（包括小學到高中）會開設瑜珈課，它並非體育課，而是一門特別開設的課程，旨在帶領孩童進入瑜珈世界；暑假時，各地會舉辦瑜珈夏令營，供一般人參加；同時還有「瑜珈電視台」，讓民眾可以在家看電視學瑜珈；市面上，關於瑜珈的書籍、DVD 種類繁多，許多社團、俱樂部都可以讓社會人士繼續練習瑜珈。

值得一提的是，印度女性，尤其大部分生活在鄉村地區的婦女，因為居住環境並沒有現代化的機器設備，所以生活中大小事都遵循古法進行，而她們在從事這些家務時，恰好運用了許多瑜珈裡的技巧。例如，印度家庭主婦餐餐都需要手工做印度餅（chapatti），這會運用到瑜珈的手腕繞轉及握拳運動，平時磨米、洗衣時則用到瑜珈的磨麥式（chakkichalan），無形之中增強了腹部、腰部的核心肌群。

總的來說，瑜珈完全融入了印度社會裡，不僅是一種全民運動，也是我們生活處事的準則，更是一種精神上的依歸。

我們為什麼需要瑜珈？

你也許想問：「瑜珈是印度社會、文化的一部份，但和我有什麼關係？」就像我一開始所說的，練瑜珈，不僅能雕塑身體線條，對心理素質的強化、心靈上的成長，更是一般運動比較少琢磨的部分。若以更全面的角度來看，瑜珈是一種生活態度，一種人生價值觀，影響了你的思考模式、為人處事，以及你對待生活的態度。

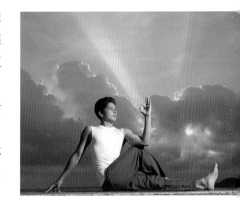

瑜珈能細分成不同的類型，符合不同人們的需要；不論男女老少，我們都能根據自身的需要、體質，選擇對自己最有幫助的瑜珈練習。

兒童瑜珈

從小練習瑜珈，是全面鍛鍊小孩身心靈的一種方法。就身體層面而言，可以增加小孩的肌肉柔軟度和加強免疫力，因為他們的肌肉柔軟度比成人好，如果能夠及早開始練習瑜珈，便能保持肌肉的柔軟度；此外，小孩的免疫力較差，練習瑜珈可以改善這一點，藉由簡單的練習，譬如伸展動作，可以促進血液循環並增強免疫系統，讓他們健康成長。而藉由瑜珈練習，孩子也能更熟悉自己的身體，及早在身體不適時發現警訊。

除了體能訓練，瑜珈能讓小朋友懂得控制自己的情緒。通常小孩都活力旺盛、精力充沛，並且容易分心，瑜珈能撫平他們撥動的情緒，幫助他們集中注意力，因為在練習時，必須完全地專注，若思緒飄忽不定，將無法維持身體的平衡。因此，讓小孩練習瑜珈，是訓練注意

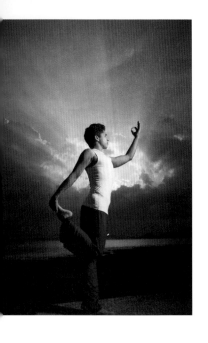

力及心理韌性的好方法，而這也能幫助他們在生活中及上課時更專心。

有些人認為，從小練習瑜珈會妨礙身高發展，但只要不過度練習，瑜珈並不會讓人長不高。我五歲開始學瑜珈，並且立志成為專業選手，因此我的訓練是為了比賽，我花了很多時間練習高難度的姿勢，而且總是逼自己伸展到極限，這也是為什麼我身高不高的原因。直到成為瑜珈老師後，我才明白練習瑜珈的真諦，在於找到身體的平衡點。舉例而言，如果你一直執著於練習後彎姿勢，那你就會忽略前彎姿勢的練習。最終，你的身體將失去平衡。因此，兒童瑜珈的目的，是讓小孩藉著「玩」瑜珈，而達到訓練身心的效果。瑜珈老師應避免過度要求及訓練，讓孩子們樂在其中。

女性瑜珈

女性從青春期開始面臨荷爾蒙變化、經期和其他女性生理問題。不同年齡層的女性，都能找到適合的瑜珈來調和身體，舉例來説，如果有經期不順、經痛困擾的人，可以練習臥躺束角式，舒緩月經造成的不適。此外，也有專門設計給孕婦或更年期婦女的體位法。

現在大多數女性都是職業婦女，身兼工作與家庭的責任，她們每天要面對同事、主管、小孩和配偶，壓力不言而喻。要如何和這種壓力共處呢？瑜珈是一個不錯的解決方式。不同的體位法能釋放累積體內的壓力，而各種呼吸法則能撫平思緒，讓我們獲得心靈的平靜。透過瑜珈練習，女性能找到生活的平衡點，獲得足夠的正面能量處理各種問題。

另外，對上班族而言，瑜珈是雕塑身體曲線的好方法。ＯＬ長時間窩在辦公隔間裡盯著電腦，又經常因為工作無法定時進食，飲食也不均衡，長期下來，健康狀況每下愈況。身為職業婦女或上班族的妳或許會抱怨：「工作都做不完了，下班根本沒時間、也沒力氣去上瑜珈課。」其實練瑜珈並沒有妳想像的那麼麻煩，也不一定會花很多時間。簡單的呼吸法只需要幾分鐘就能完成，練習簡易的體位法和冥想，同樣也只需花大約十到十五分鐘。每天排出一些時間練習瑜珈，不僅能夠達到運動的效果，保持輕盈勻稱的體態，也可以和一些惱人的小病痛説 bye bye。只要有心，讓身體變的更健康、更強壯，其實不難。

男性瑜珈

我認為男性更應該練習瑜珈，因為他們需要找到生活的平衡點、調整他們的思考模式。一般而言，社會對男性的期待是有肩膀、有擔當，不僅體格強壯，心智也同樣要堅強；這導

致他們必須表現得像個「男子漢」，也不喜歡表達內心情感。然而，若沒有適當的管道抒發心理壓力或沮喪情緒，長久累積的負面情緒將影響人的生理和心理。另一個男性應該練習瑜珈的原因在於，和女性相比，他們比較容易流失肌肉的柔軟度。若不經常練習、維持柔軟度，關節與肌肉都會變得容易受傷。因此，藉由練習瑜珈，男性可以學會放鬆，放下內心重擔，並學著表達自己。

男性也會說他們要工作，沒時間練瑜珈。但如同我上述所說的，如果你知道如何結合瑜珈練習和生活，並不一定要天天去上課。即便在辦公室裡，也能花幾分鐘練習簡單的瑜珈動作。如果累的沒時間休息，花五到十五分鐘做睡眠瑜珈（yoga nidra），這帶來的放鬆舒緩效果，等同於六小時的一覺好眠。你是否想過，瑜珈老師們一天教這麼多課，為什麼還能在課堂上神采奕奕呢？正是因為他們會在中場休息的十五分鐘練習睡眠瑜珈來補充體力。根據工作需求，男性可以選擇不同的瑜珈練習。如果你的工作需要久坐、消耗大量腦力，那麼需要較多的動態姿勢練習，配合呼吸法來釋放心理壓力；相反的，如果你的工作需要大量體力，則可以選擇比較靜態、放鬆的練習，例如睡眠瑜珈與各種不同的呼吸法。

長者瑜珈

隨著年紀增長，我們的身體機能逐漸衰退，各種健康問題也接踵而至。瑜珈可以保持身體機能正常運作、促進整體健康狀況，如此一來，年老的時候，你仍能過著健康愜意的生活。不過，年紀大的人在練習前，仍應先與老師商討，因為每個人的身體狀況不同，並不是所有瑜珈姿勢都適合所有人練習，因此，必須事先讓老師瞭解你的身體狀況，若有任何健康問題或疾病都應告知，讓老師可以提供最適合你的練習。除此之外，剛接觸瑜珈的長者，適合從溫和瑜珈或瑜珈療程等課程開始練習，若覺得基本姿勢過於困難，也可先從簡單的呼吸開始。這麼一來，瑜珈會先促進身體內部機能、調整內臟及各系統運作，再進一步加強肌耐力。

介紹了這麼多瑜珈的益處，在繼續閱讀這本書、開始練習前，我仍要再次提醒大家：過度練習瑜珈會適得其反，甚至對身體造成傷害。我總是告誡學生一天不要上太多堂瑜珈課。假設你每天上三堂瑜珈課，第一個月你可能覺得自己進步神速，但一個月過後，你會發現自己的體能狀況停滯不前，甚至變差。這是因為頭一個月裡，你的身體能夠承載過度練習帶來的疲勞，但時間久了，你的身體將無法負荷，也無法維持原先基本的體能。所以不要躁進，記得讓肌肉有休息的時間。瑜珈最重要的練習並不在於姿勢，而是當你維持在完成姿勢時，那種心無旁鶩的專心狀態及瑜珈冥想，這兩個狀態才是瑜珈真正對身體及心理有實質幫助的時刻。唯有體認到自己身體的極限和循序漸進的道理，才能真正感受瑜珈練習所帶來的好處。

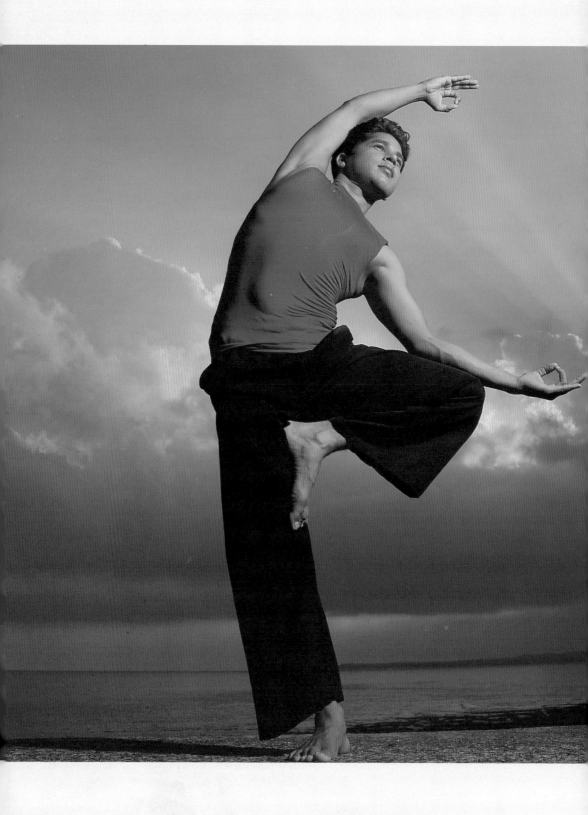

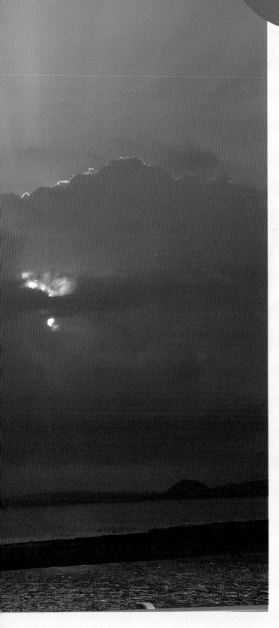

開始之前 Before Start

在進行本書的瑜珈動作前,請謹記幾個要點:

1. 不是所有動作都適合每個人。開始練習前,請自行評估體能狀況,若有任何身體疾病或其他身體不適,最好在開始練習前,徵詢醫師意見,以避免運動傷害。練習中若發生體力不支、暈眩或任何不適,請立即停止練習。

2. 練習任何體位法時,請務必專注在每一個你正在進行的身體部位。

3. 一套完整的瑜珈動作大致會遵照以下兩個順序:

A. 站姿→坐姿→躺姿;

B. 動作 (movement) → 體位法 (asana) →呼吸法 (breathing)。

本書課程也循此原則安排。(movement 指配合呼吸的吸吐,動作連續,中間不停留;asana 也配合呼吸,但會停留在某個姿勢進行五至七次的呼吸。)

4. 本書所設計的三十四堂瑜珈課程,每個課程你都可以選擇部分動作練習,或是練習完整套動作,效果會更好。

一、攤屍式 Shavasana

攤屍式，又稱為「大休息」，是每堂瑜珈課最後的必備收尾姿勢。很多人做完瑜珈體位法之後，認為「大休息」浪費時間，就提早離開教室。這其實是一個非常錯誤的觀念，也是為什麼我在課堂上總是一而再，再而三的告訴大家：「跳過大休息，整堂瑜珈課就等於白上了！」

什麼是攤屍式？

攤屍式是一種全身放鬆、平躺在地板的姿勢。一堂課從一開始的暖身運動，到中間的各種體位法練習，其實都是為了最後的攤屍式做準備。它幫助我們放鬆緊繃的肌肉，也調和我們的呼吸，讓我們的思緒更透徹、更平靜。有些人認為「大休息」躺著一動也不動，既無趣又無聊。事實上，你並不是真的什麼也不做地躺在地上，你必須有意識的，甚至刻意的，讓自己進入放鬆的狀態。對習慣忙碌生活的現代人而言，這並不是一件容易的事情。

為什麼攤屍式這麼重要？

如果以一杯水比喻，當我們用力攪拌它之後，必須靜置一段時間，水才能回復原本平靜的狀態，同時讓雜質沈澱杯底。練習體位法就好比攪拌的動作，可以促進身體各種機能活動，而攤屍式則是靜置的狀態，讓身體與心靈的雜質沈澱、排出。

練習攤屍式，讓我們的身體百分之百放鬆，同時有助於排除體內毒素。因為當我們平躺時，頭部和心臟處於同一個水平線，血液的流通會比站立時更順暢，加上練習體位法後，我們的心跳加速、呼吸變的更深層、更急促，血液比較容易回流到心臟，進而促進全身循環，達到排毒效果。此外，大部分的體位法讓我們心跳加速、呼吸加速，刺激身體的交感神經系統，而攤屍式則放鬆身體，讓副交感神經系統運作，因此，在這一正一副之間，我們的身體可以達到平衡。

平躺的休息姿勢，使練習體位法而過度伸展的筋骨、緊繃的肌肉有機會休息，獲得舒緩。除此之外，在這段「大休息」的時間，我們的心靈與思緒會隨著呼吸慢慢調整，得到最深層的解放與平衡，這也是為什麼「大休息」之後，全身會有種神清氣爽的舒適感，即使身體因為練習體位法而痠痛、疲憊，你依然感到精神飽滿、神采奕奕。

平躺，雙手放在身體兩側，和身體微微分開約十五公分，掌心朝上。雙腿打開到自己舒服的寬度。頭部擺正與脊椎呈一直線，臉朝上，不應偏向任何一邊。全身放鬆，調整到最舒適的姿勢，然後就不再移動身體。闔上雙眼，放空思緒，感受呼吸在體內的流動與韻律。

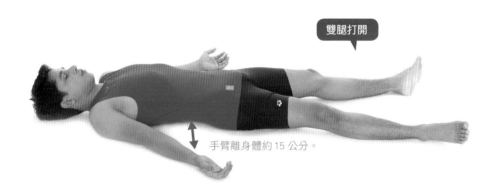

雙腿打開

手臂離身體約 15 公分。

注意事項

1. 如果你覺得頭頸不舒適，可以將小枕頭或折疊後的毛毯墊在頭部後方。
2. 在練習過程中，請勿移動身體。

二、基本坐姿

以下提供四種坐姿，適合作為練習冥想時的預備坐姿。其中，基本盤腿坐姿又稱「快樂坐」，
是坐姿體位法的最基本預備動作。進階者也可依自己程度，選擇半蓮花或蓮花坐姿。

金剛式 Vajrasana

坐姿，雙腳彎曲坐在腳跟上，膝
蓋併攏，腳趾向外。雙手放在膝
蓋上。挺胸，背脊打直，頭擺正。
閉上雙眼，正常吸吐，全身放鬆。

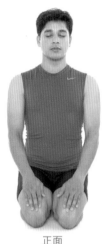
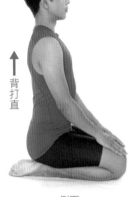

背打直

正面　　　　　　側面

基本盤腿坐姿 Sukhasana

1 坐姿，雙腿伸
直併攏。

2 右腳彎曲，將
腳掌放到左大
腿下。

3 雙手放在膝蓋上，掌心朝上，大
拇指按住食指，其他三指伸直，
呈意識手印（chin mudra）。或
是指法相同，但掌心朝下，呈智
慧手印（Jhana mudra）。挺胸，
背脊打直，頭擺正。閉上雙眼，
正常吸吐，全身放鬆。

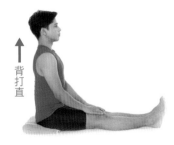

背打直

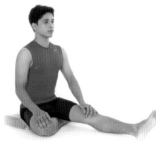
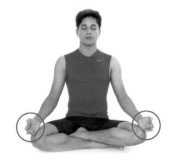

半蓮花坐姿 Ardha Padmasana

1 | 坐姿，雙腿伸直併攏。右腳彎曲，將腳掌放在左大腿上。

2 | 左腳彎曲，將腳掌放到右大腿下，儘可能將右腳跟貼近腹部。雙手放在膝蓋上，呈意識手印或智慧手印。挺胸，背脊打直，頭擺正。閉上雙眼，正常吸吐，全身放鬆。

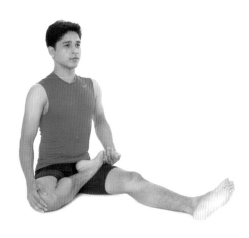

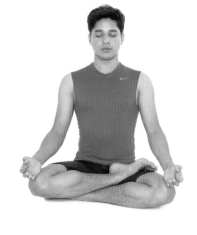

蓮花坐姿 Padmasana

1 | 坐姿，雙腿伸直併攏。右腳彎曲，將腳掌放到左大腿上。

2 | 接著左腳彎曲，將腳掌放到右大腿上。腳掌朝上，腳跟貼近鼠蹊部。盡量將雙膝碰到地板。雙手放在膝蓋上，呈意識手印或智慧手印。挺胸，背脊打直，頭擺正。閉上雙眼，正常吸吐，全身放鬆。

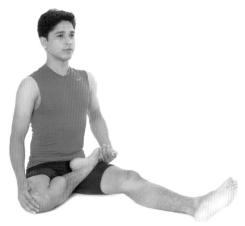

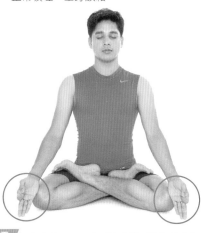

注意事項

膝蓋疼痛或者曾受過傷者，請勿練習這兩個動作。

三、拜日式 Surya Namaskara

拜日式的原文為 Surya Namaskara（英文為 Sun Salutation），梵語的 Surya 指的是「太陽」，Namaskara 則代表「崇拜」。印度人認為太陽是生命與能量的象徵：它影響世上萬物的興衰，和人類身體的機制運作也息息相關。拜日式共有十二個姿勢，正反映了太陽在黃道帶上運行，所產生的十二個星座。

透過拜日式，我們可以獲得生命能量，亦即梵語中的「prana」——所謂的「氣」，也就是說，除了活動筋骨、伸展肌肉，我們的心靈能量也將被喚醒，體內的小太陽將和天上的太陽互相呼應。

在拜日式的練習裡，我們會伸展、按摩、刺激及調和不同身體部位、肌肉組織和內臟器官，進而促進整體健康。初學拜日式的人，也許會有關節舒展不開或肌肉僵硬的困擾，其實，只要循序漸進練習，熟悉姿勢順序後，呼吸與動作便能流暢地互相配合。拜日式的基本呼吸原則是後仰姿勢時吸氣，前彎姿勢時吐氣，如此一來，胸腔將隨著氣體進出而舒展與收縮。

對於沒有時間運動的現代人來說，拜日式可以輕鬆改善這個困擾。拜日式的動作並不繁複，熟練之後就能自己在家練習，不必天天去上瑜珈課。每天只要抽出五到十五分鐘練習拜日式，就可以達到充分運動與促進健康的效果。

以下介紹初階版和進階版拜日式練習，新手、柔軟度不佳的人，可以先從初階版拜日式開始，熟練各體位法之後，再練習進階版。

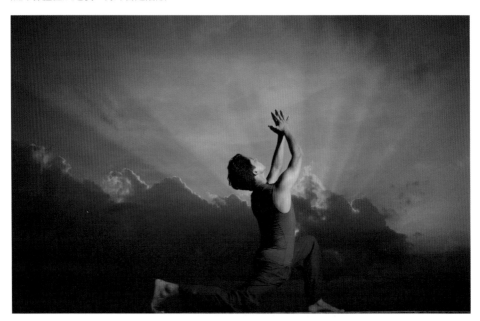

初階版拜日式

預備站姿 Samasthiti Asana

雙腳併攏或微開站立。腳趾張開、
腳掌平均地平貼地面。膝蓋打直，
將身體重量平均分配於腳趾與腳
跟。想像身體中心有一直線，從
頭頂沿著脖子、脊椎延伸至雙腳
之間。尾椎向腳跟方向伸展，脊
椎打直，挺胸。雙手置於身體旁，
向下伸展。頭擺正，放鬆頸部與
臉部肌肉。輕輕闔上雙眼，記住
身體中心的直線。想像旭日東昇，
早晨的太陽在你眼前緩緩升起。
注意力放在雙眉之間。保持正常
呼吸。停留五個吸吐。

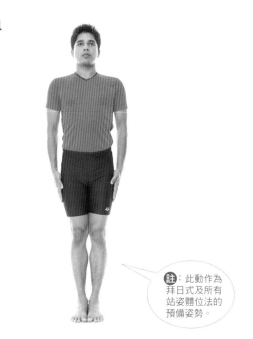

註：此動作為
拜日式及所有
站姿體位法的
預備姿勢。

第一式、祈禱式
Pranamasana

預備姿勢，雙手合十放在胸前，
吐氣。雙眼閉上。

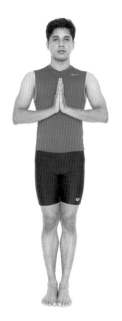

第二式、半月式
Ardha Chandrasana

吸氣，雙手向上伸展，高舉超過
頭部，手臂貼緊耳朵，掌心向內。
雙眼向上看，直視雙手之中間點。

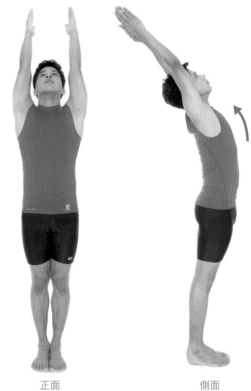

正面　　　　　　　側面

第三式、站姿直腿前彎式
Pad Hastasana

吐氣，膝蓋微彎，上半身向前下
彎。手掌放在腳掌上或雙腳兩側、
掌心貼地。背脊持續向下伸展，
盡可能的將腹部與胸口貼近大腿。
頸部放鬆。

初階版此處膝蓋微彎

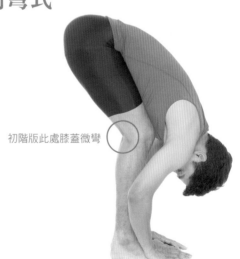

第四式、騎馬式
Ashwa Sanchalanasana

吸氣,慢慢屈膝,依照自己舒服的程度,右腿向後踏一步並伸直,右膝著地,腳背貼地,腳尖向後伸展,左腳彎曲,手掌放在左腳兩側,指尖支撐地面,頭擺正雙眼直視前方。上半身向上伸展。雙手打直,指尖著地支持身體、維持平衡。

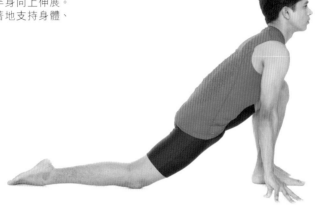

第五式、下犬式 Adho Mukha Svanasana

吐氣,左腳向後伸直,放在右腳旁。臀部抬高,膝蓋微彎,腳跟微微離開地。雙手打直,掌心貼地並將頭部置於雙臂之間。伸展上背與腿部肌肉。

膝蓋微彎

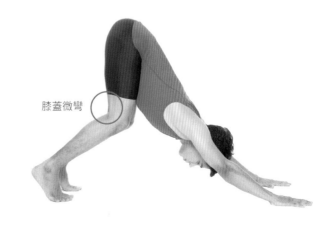

注意事項

身體重量分配於掌心、大腿與腳尖,上臀、大腿往上伸展。

第六式、半龜式
Ardha Kurumasana

吐氣，屈膝，雙膝著地。臀部放在腳跟上，上半身貼近大腿，雙手向前伸直，頭部輕放在地板。

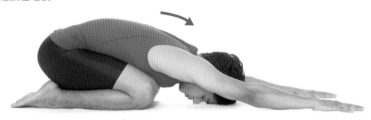

第七式、眼鏡蛇式 Bhujangasana

吸氣，先將上半身抬高直立，接著再向前彎。上半身前彎的同時，慢慢將大腿與腹部貼地，胸部向前延伸。以手臂力量支撐，抬高上半身與下巴，背部微微後彎。

第八式、下犬式
Adho Mukha Svanasana

吐氣，腳尖踩地，以手臂支撐身體，回到第五式下犬式。

膝蓋微彎

腳跟離地

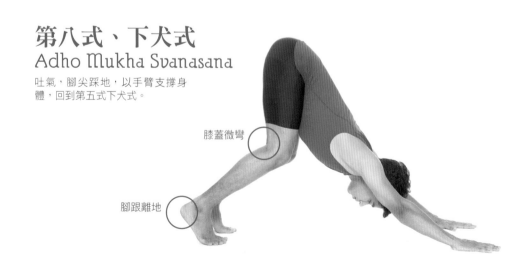

第九式、騎馬式
Ashwa Sanchalanasana

吸氣，左腳向前踏一步，左膝彎
曲，放在雙手之間。右腳向後伸
直。回到第四式騎馬式。

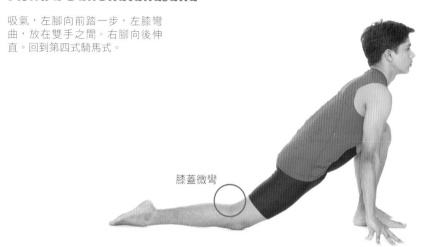

膝蓋微彎

第十式、站姿直腿前彎式
Pad Hastasana

右腳向前踏一步，雙腳併攏，回
到第三式站姿直腿前彎式。

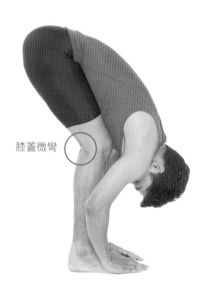

膝蓋微彎

第十一式、半月式
Ardha Chandrasana

回到第二式半月式。

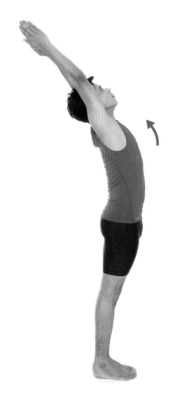

第十二式、祈禱式
Pranamasana

回到第一式祈禱式。

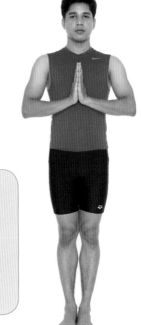

注意事項

1. 一到十二式為半套拜日式，將一到十二式左右
兩邊各完成一次，即為完整的一套拜日式。

2. 拜日式拆解成每式單獨練習時，吸吐速度可放
慢，每個姿勢停留數個吸吐後，再放鬆。不過，
最佳的練習方式，是配合吸吐，有節奏性的連續
練習整套拜日式。

進階版拜日式

預備站姿
Samasthiti Asana

雙腳併攏或微開站立。腳趾張開、
腳掌平均地平貼地面。膝蓋打直，
將身體重量平均分配於腳趾與腳
跟。

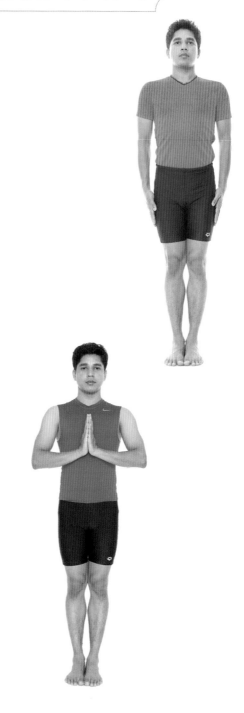

第一式、祈禱式
Pranamasana

預備姿勢，雙手合十放在胸前，
吐氣。雙眼閉上。並把注意力放
在胸口（心輪）。

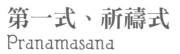

第二式、半月式 Ardha Chandrasana

吸氣，雙手合十向上伸展，高舉超過頭部。手臂貼緊耳朵。持續伸展雙手的同時，上半身也向上伸展，背部後仰呈弓形。頭微後仰，下巴抬高。注意力放在喉嚨（喉輪）。

注意事項

身體向後伸展時，腳跟仍須著地。

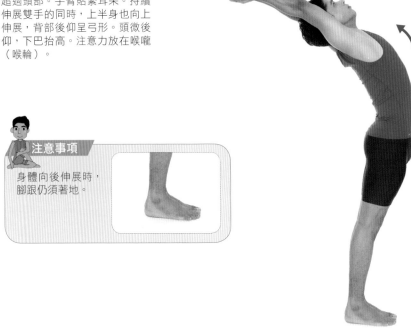

第三式、站姿直腿前彎式
Pad Hastasana

吐氣，膝蓋打直，上半身向前下彎。手掌放在雙腳兩側、掌心貼地。背脊打直並持續向下伸展，盡可能的將腹部與胸口貼近大腿。頸部放鬆。並把注意力放在腿部、背部、脊椎及髖關節（生殖輪）。

雙腿打直

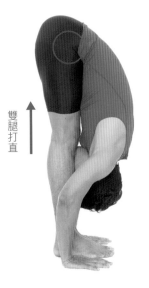

第四式、騎馬式 Ashwa Sanchalanasana

吸氣，右腿向後踏一步並伸直，
右膝著地，腳趾踩地。左腳彎曲，
手掌放在左腳兩側，掌心貼地。
抬頭、挺胸，頭擺正，上半身向
上伸展。雙手打直，掌心貼地以
支持身體、維持平衡。把注意力
放在雙眉之間（眉心輪）。

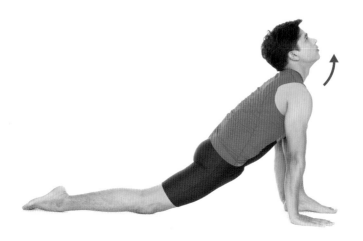

第五式、下犬式 Adho Mukha Svanasana

吐氣，左腳向後伸直，放在右腳
旁。臀部抬高，膝蓋打直，腳跟
著地。雙手打直，掌心貼地並將
頭部置於雙臂之間。持續將臀部
向上抬高，伸展脊椎。把注意力
放在喉嚨（喉輪）。

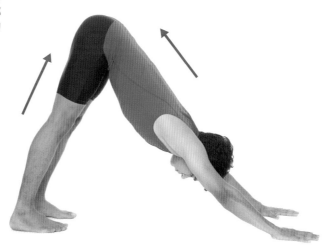

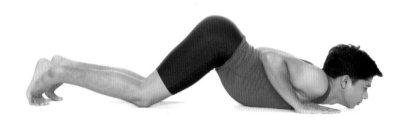

第六式、八點行禮式 Astanga Namaha

吸氣，抬頭，腳趾踩地，屈膝，
雙膝著地。雙眼直視前方。吐氣，
慢慢將胸部放在地板上。手肘朝
上、彎曲，掌心貼地、放在肩膀
下方。下巴著地。

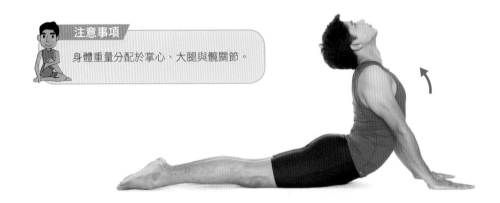

第七式、眼鏡蛇式 Bhujangasana

吸氣，上半身抬高向上，慢慢將
大腿與髖部貼地，胸部向前延伸。
以手臂力量支撐，掌心貼地，抬
高上半身與下巴，挺胸。背部微
微後仰呈弓形。把注意力放在髖
關節（生殖輪）。

注意事項

身體重量分配於掌心、大腿與髖關節。

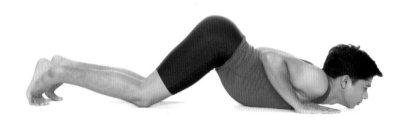

第八式、下犬式
Adho Mukha Svanasana

吐氣，腳跟踩地，膝蓋打直，以手臂支撐身體，回到第五式下犬式。

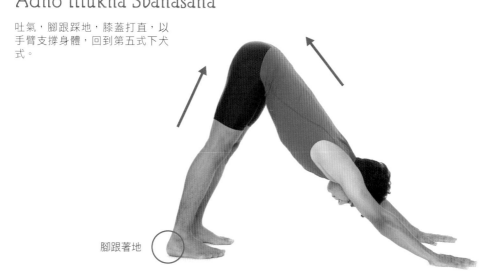

腳跟著地

第九式、騎馬式
Ashwa Sanchalanasana

吸氣，左腳向前踏一步，左膝彎曲，放在雙手之間。右腳向後伸直。回到第四式騎馬式。

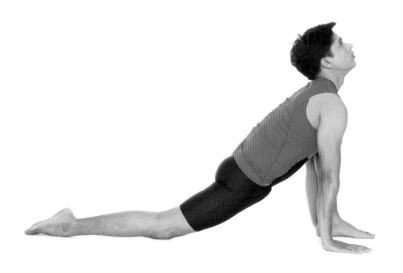

第十式、站姿直腿前彎式
Pad Hastasana

右腳向前踏一步，雙腳併攏，
回到第三式站姿直腿前彎式。

雙腿打直

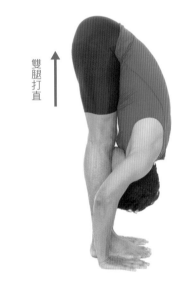

第十一式、半月式
Ardha Chandrasana

回到第二式半月式。

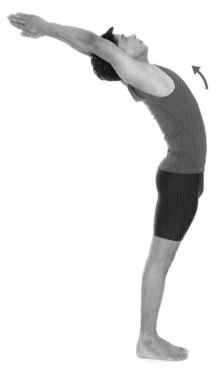

第十二式、祈禱式
Pranamasana

回到第一式祈禱式。

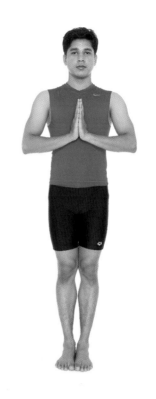

注意事項

1. 一到十二式為半套拜日式，將一到十二式左右兩邊各完成一次，即為完整的一套拜日式。

2. 重複第二次時，所有動作的左右腳換邊。也就是說，第一次第四式騎馬式時，先將右腳向後伸直，第二次時，則改為左腳向後伸直；第九式騎馬式時，將左腳向前，第二次則改為右腳向前。練習完整的二十四式拜日式，可以讓身體機能與肌肉達到左右平衡，活化體內器官、放鬆心智、安定神經系統、調節呼吸、增強能量，並提升免疫力，讓身體疾病遠離。

3. 拜日式拆解成每式單獨練習時，吸吐速度可放慢，每個姿勢停留數個吸吐後，再放鬆。不過，最佳的練習方式，是配合吸吐有節奏性的連續練習整套拜日式。

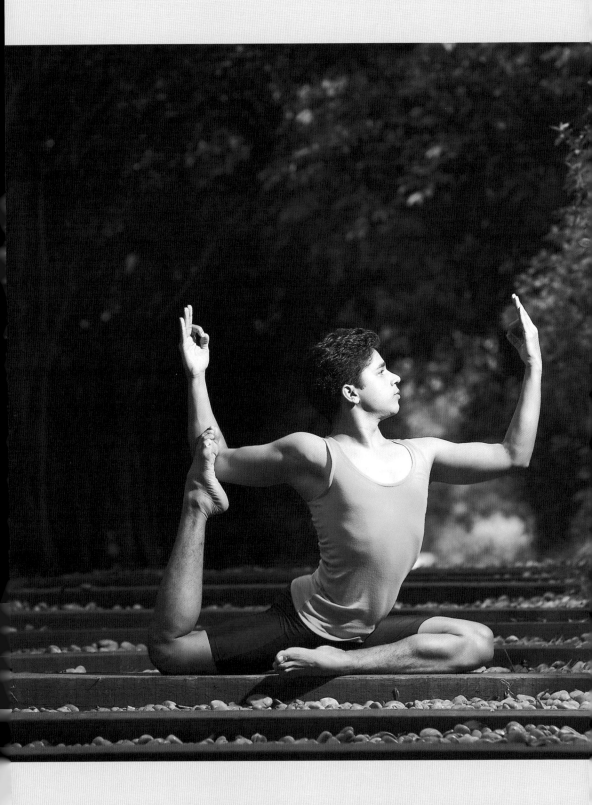

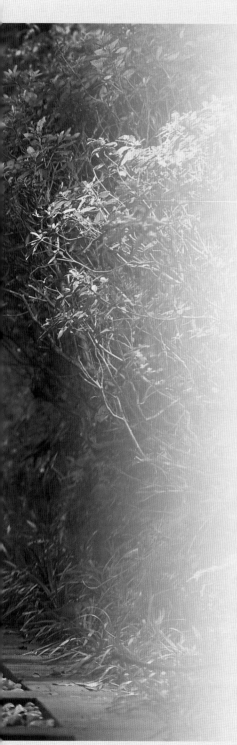

Chapter 1

跟全身痠痛說 Bye-Bye!

痠痛會發生在身體各個部位，其感覺與成因也有
千百種不同。缺乏運動、長期僵直久坐，或是運動後
的乳酸堆積，都會導致四肢肌肉痠痛；而姿勢不良、
長期當低頭族，則會讓肩頸僵硬，甚至造成偏頭痛。
痠痛是身體發出的警訊，更有可能是嚴重疾病的前
兆，所以千萬不要小看它。除了練習瑜珈舒緩疼痛之
外，也該找出根本原因，避免痠痛持續發生。

有些瑜珈的基本動作能適度按摩肌肉，減少氣血
阻塞、促進血液循環、增加肌肉與關節間隙，有助消
除痠痛，並且強化肌肉線條，也會促進肌肉發展；這
也是為什麼許多青春期的小孩練習瑜珈，可以達到長
高的效果。在這一章裡，我將分別介紹當發生頸部、
肩膀、腰部、背部、胸部、腿部痠痛及頭痛時，可以
運用哪些瑜珈體位法來改善身體的不適。

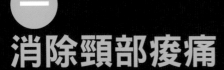

消除頸部痠痛

本課程共有七個動作：

　　1.頸部伸展→ 2.頸部扭轉→ 3.頸部旋轉→ 4.頸部側邊伸展→ 5.反轉攤屍式→ 6.反轉攤屍式變化式→ 7.攤屍式

　　可依個人時間選擇其中部份動作練習，或是練習完全套動作效果最佳！

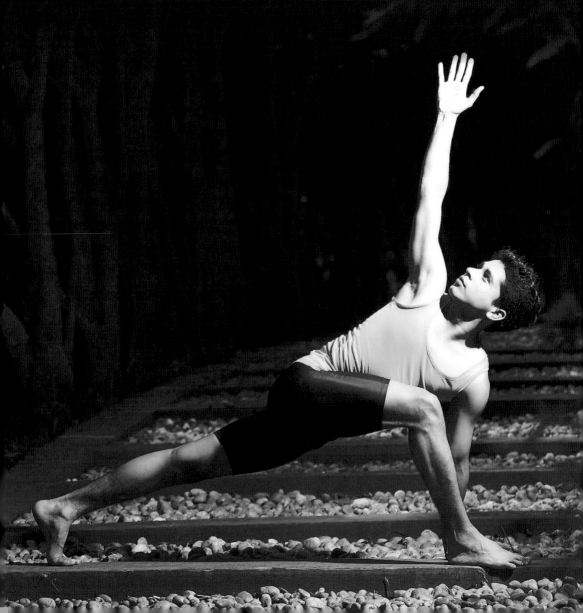

頸部伸展 | Neck Movement Back and front

1 坐姿，挺胸，雙手放在膝蓋上。
頭擺正，脊椎呈一直線。

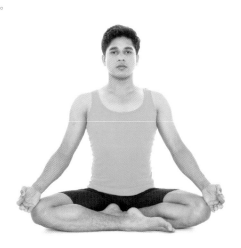

2 吸氣，頭往後仰，感覺頸部前
側的肌肉拉緊。

3 吐氣，頭向前彎，下巴內縮，感覺頸
部後方肌肉拉緊。接著重複步驟2、
3的動作：吸氣時，頭往後仰；吐氣
時，頭向前彎，如此練習五回。

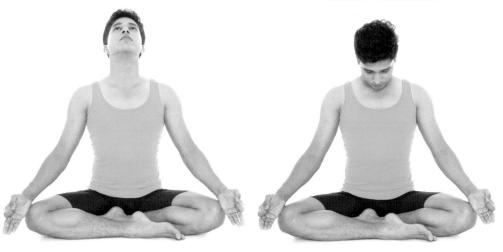

頸部扭轉 | neck twist

1 | 坐姿，挺胸，雙手放在膝蓋上。頭擺正，脊椎呈一直線。

2 | 吐氣，頭部、下巴往右轉，雙眼看右邊。下巴盡可能靠近右肩。吸氣，頭擺正。吐氣，左右換邊，重複上述步驟。共練習五回。

不可轉動肩膀

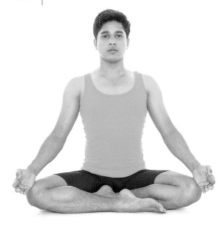
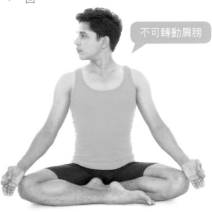

頸部旋轉 | Soft Rotation

1 | 坐姿，挺胸，雙手放在膝蓋上。頭擺正，脊椎呈一直線。

3 | 配合吸吐，順時鐘練習五次，逆時鐘練習五次。旋轉時，盡可能放慢動作，不要轉太快。同時，肩膀、脊椎應保持不動。眼球可以隨著頸部旋轉方向一起繞圈，放鬆眼部肌肉。

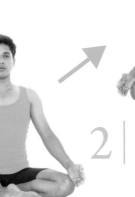
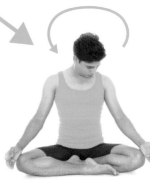

2 | 吐氣，頭往右前方微低，感覺頸部後方肌肉拉緊。吸氣，頸部從右前方順時針向後旋轉至六點鐘方向。吐氣，頸部從六點鐘方向向前旋轉至左前方，感覺頸部肌肉的拉長與延伸。

頸部側邊伸展 | neck side stretch

第一階段：

1 坐姿，挺胸，雙手放在膝蓋上。闔上雙眼，深呼吸，讓身體放鬆。

2 下巴微微向前挺，面朝前，頭部倒向左側。兩邊肩膀維持水平，停留數個吸吐。吐氣放鬆，頭回正。左右換邊，重複上述步驟。共練習五回。

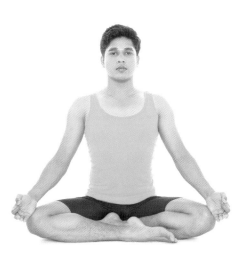

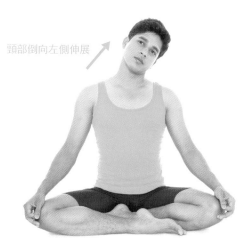

頸部倒向左側伸展

如果第一階段練習沒有問題，便可接續第二階段：

3 延續第一階段的練習，頭部倒向右側，將右手掌放在頭頂，向右側輕輕按壓。左手伸直，掌心貼地。感覺左側頸部肌肉的伸展，停留五至七個吸吐。吐氣放鬆，頭回正，右手放回膝蓋上。左右換邊，重複上述步驟。共練習五回。

頸部往右上方伸展

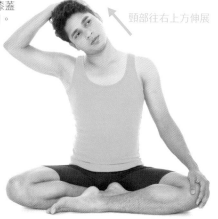

注意事項

手部不要太過用力施壓，造成頸部肌肉過度伸展。如果練習第二階段時感到不適，回到第一階段的練習即可。

反轉攤屍式 | Advasana

趴姿，將雙腿併攏，雙手向前伸直，掌心朝
下，額頭貼地。盡可能向前伸展雙手、向後
伸展雙腿，感覺四肢的肌肉拉長。保持正常
吸吐，停留五個吸吐。

雙腿向後伸展　←　　　　　　　　雙手向前伸展　→

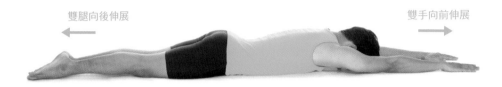

反轉攤屍式變化式 | Advasana Variation

趴姿，將雙腿併攏，雙手握拳放在身體兩側。
肩膀向後，輕輕將頭向上抬起，雙眼向下看。
感受頸部與頸椎伸展。停留五個吸吐後，放
鬆。共練習兩回。

肩膀往後伸展　←　　　　　　　　頭部向前伸展　→

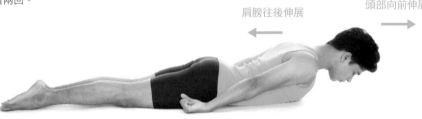

攤屍式 | Shavasana

最後以本動作作為課程的結束動作，詳見第 16-17 頁說明。

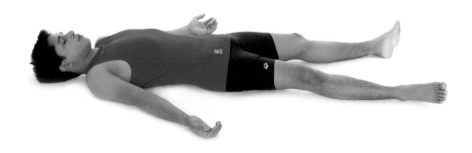

二

消除肩膀痠痛

本課程共有六個動作：

1. 肩部旋轉→ 2. 肩部伸展→ 3. 聳肩動作→ 4. 牛面式→ 5. 靠牆前彎伸展→ 6. 攤屍式

可依個人時間選擇其中部份動作練習，或是練習完全套動作效果最佳！

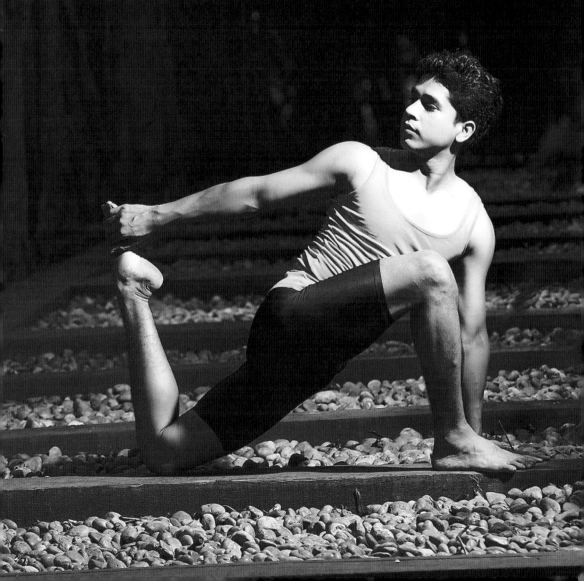

1 坐姿，挺胸，雙手放在膝蓋上。頭擺正，脊椎呈一直線。

2 下巴微微向前挺。手肘往身體方向彎曲，手指輕碰肩膀。吐氣，雙手手肘向前互相靠近。

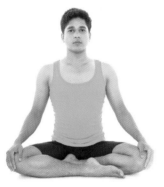

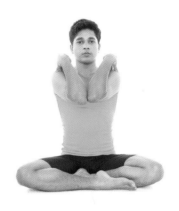

3 吸氣，以肩膀為圓心，雙手向後繞，畫一個半圓，手肘尖端朝向天花板。

4 吐氣，手肘往後，把剩下的半圓繞完，胸口向內收。繞圈時配合吸吐，並保持頸部與肩膀肌肉放鬆。留意呼吸的節奏。雙手先向後轉五圈，接著向前轉五圈。

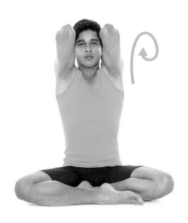

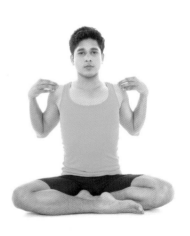

Chapter
1

跟全身痠痛說 Bye-Bye！

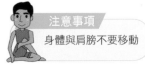

注意事項
身體與肩膀不要移動

肩部伸展 | Shoulder Stretching

1 坐姿，挺胸，雙手放在膝蓋上。頭擺正，脊椎呈一直線。

2 身體放鬆，肩膀微微向後打開。雙手向上舉起，十指交扣。

3 吸氣，掌心向上、雙手向上抬高，盡量把手臂打直。注意不要過度擠壓肩膀。維持數秒之後慢慢吐氣，把手放回頭頂。練習五回。

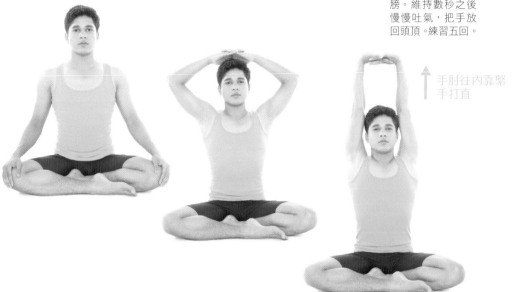

↑ 手肘往內靠緊
手打直

聳肩動作 | Shoulder Lifting

1 坐姿，挺胸，雙手放在膝蓋上。頭擺正，脊椎呈一直線。

2 吸氣，肩膀朝耳朵方向上抬，身體其他部分維持不動。吐氣，肩膀放鬆。重複上述步驟。練習十個吸吐。

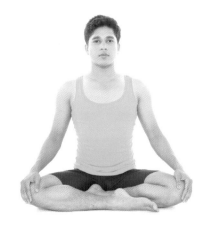

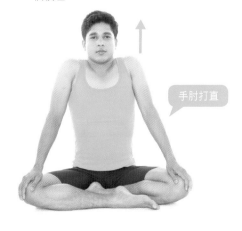

手肘打直

牛面式 | Gomukhasana

療癒效果 除了肩頸的肌肉痠痛，還可以舒緩背痛、坐骨神經痛等。

1 坐姿。雙腳向前伸直。雙手置於身體兩側。脊椎打直，挺胸，頭擺正。

2 膝蓋彎曲，腳掌貼地。雙手放在身體後方，掌心貼地支撐身體重量。

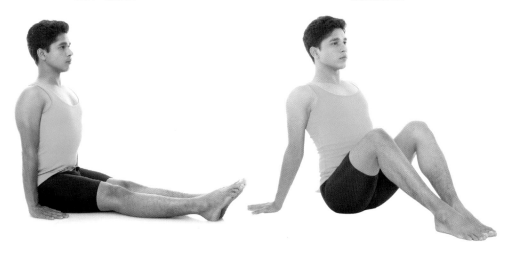

3 左腳從右膝蓋下方穿過，平放到右臀部旁。

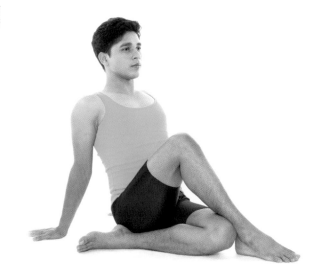

4 | 右膝蓋疊到左膝蓋上，
右腳放到左臀部旁。

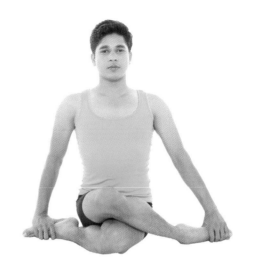

5 | 右手高舉過頭，從外
側伸展將左手放到背
部。接著手肘彎曲，
雙手互相緊握。此時，
彎曲的右手內側貼近
耳朵。閉上雙眼，停
留五至七個吸吐。雙
手、雙腿放鬆，左右
換邊，重複上述步驟。

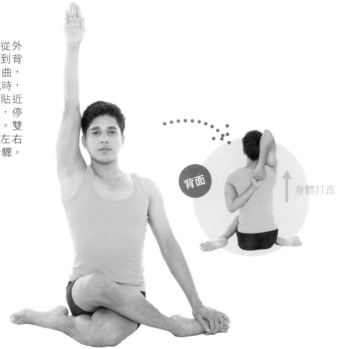

背面　身體打直

注意事項

如果雙手無法互相緊握，可以握一
條毛巾輔助。如果有膝蓋問題，或
是雙腳無法交叉互疊，可以坐在瑜
珈磚上練習。

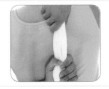

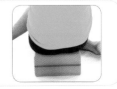

靠牆前彎伸展 | Standing Forward Bend (with wall support)

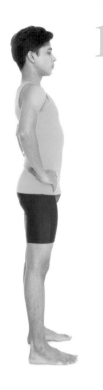

1 預備站姿。臉面對牆壁。 雙腳併攏或微開站立，膝蓋打直。雙手放鬆放在腰上。脊椎打直，挺胸。

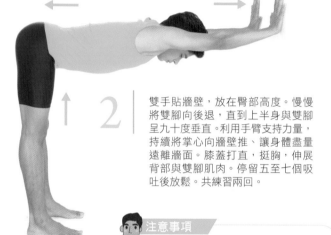

身體往後推 ←　　　　→ 掌心向牆壁推

2 雙手貼牆壁，放在臀部高度。慢慢將雙腳向後退，直到上半身與雙腳呈九十度垂直。利用手臂支持力量，持續將掌心向牆壁推，讓身體盡量遠離牆面。膝蓋打直，挺胸，伸展背部與雙腳肌肉。停留五至七個吸吐後放鬆。共練習兩回。

注意事項

伸展時要避免讓膝蓋、肩膀承受太多壓力。此外，如果膝蓋、腿部產生任何不適，應屈膝練習。

攤屍式 | Shavasana

最後以本動作作為課程的結束動作，詳見第 16-17 頁說明。

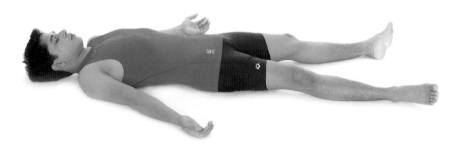

三 消除腰部痠痛

本課程共有五個動作：
1.轉臀運動→ 2.側彎練習→ 3.腰轉式（配合吸吐）→ 4.脊椎扭轉→ 5.攤屍式
可依個人時間選擇其中部份動作練習，或是練習完全套動作效果最佳！

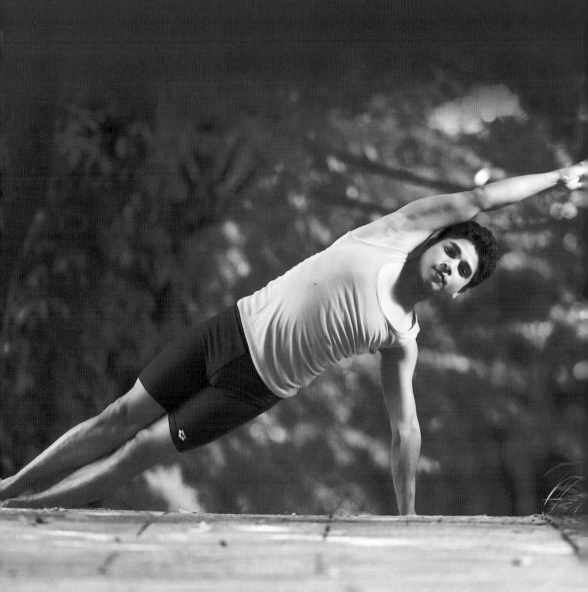

轉臀運動 | Hip Rotation

療癒效果 對於解除僵硬、促進血液循環有幫助，適合久坐的上班族。

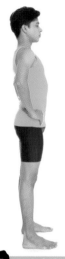

1 預備站姿，雙腿打開與肩同寬，雙手插腰。

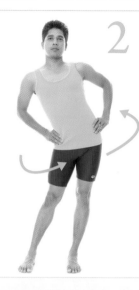

2 吸氣，用手把臀部向前推出，感覺骨盆前推。吐氣，臀部向左後逆時鐘繞轉至六點鐘方向。吸氣，從六點鐘方向，臀部向右前繞轉。如此配合吸吐，逆時鐘轉五圈、順時鐘轉五圈。轉動時，上半身挺直，膝蓋打直，只有臀部運動。

注意事項

也可以將膝蓋微微彎曲，不過需保持放鬆與有彈性的狀態，以免對膝關節造成壓迫。進行臀部繞轉時，手不需要太用力，以免對脊椎造成太大的壓力。

側彎練習 | Side Stretch

1 預備站姿。雙腳併攏或微開站立，膝蓋打直。雙手置於身體兩側。脊椎打直，挺胸。

2 左手插腰，吸氣，右手高舉過頭。吐氣，上半身向左彎，伸展身體右側。身體不應前傾或後仰，應維持在同一平面。吸氣，放鬆，回到站姿。

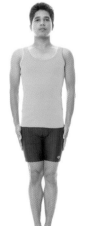

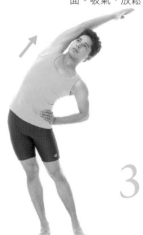

3 吐氣，換右手插腰，左手高舉過頭，上半身向右彎，伸展身體左側。雙腳打直，保持身體平衡。感受腰部肌肉的伸展。配合吸吐，左右各練習十次。

1 預備站姿，雙腳與肩同寬。膝蓋打直。雙手置於身體兩側。脊椎打直，挺胸。

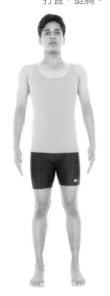

2 吸氣，雙手向兩側抬高至肩膀高度。

3 吐氣，上半身向右旋轉。左手抓右肩膀，右手繞過背部，扣住左邊腰部。頭向右後方轉，背部打直，感覺腰部與腹部肌肉的伸展。

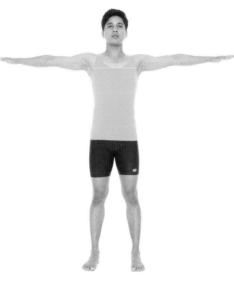

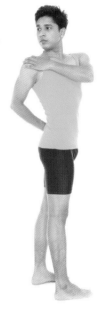

消除腰部痠痛

049

4 吸氣，回到動作2，雙手平舉在身體兩側，同肩膀高度。

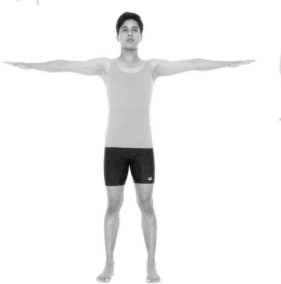

5 吐氣，上半身向左旋轉。右手抓左肩膀，左手繞過背部，扣住右邊腰部。頭向左後方轉，背部打直，感覺腰部與腹部肌肉的伸展。

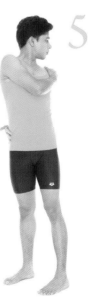

脊椎扭轉 | Spine Twisting

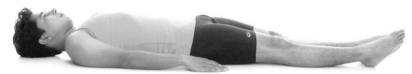

1 平躺。雙腳伸直。雙手置於身體兩側。頭擺正，身體呈一直線。

2 雙臂向兩側伸直，抬高至肩膀高度。雙腿彎曲、打開與肩同寬。頭擺正。

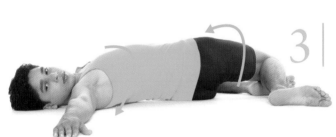

3 吐氣，將雙腿放到左方地板，頭則向右轉。吸氣，雙腿回到中間。吐氣，左右換邊，將雙腿放到右方地板，頭則向左轉。配合吸吐，練習十至十二回。練習時保持吸吐順暢，換邊不要換太快，避免身體快速的扭動。

攤屍式 | Shavasana

最後以本動作作為課程的結束動作，詳見第 16-17 頁說明。

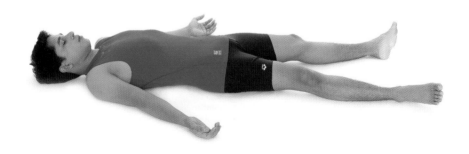

消除背部痠痛

　　針對背部疼痛，包括肩頸痠痛、上背部疼痛、腰部酸痛等，以下動作都有助於改善整體的氣血循環、放鬆肌肉與矯正姿勢，在輕微的疼痛狀態下均可以進行。需注意的是，如果脊椎曾受過傷，請在醫師的指導下進行。

　　本課程共有八個動作：

　　1. 山式站姿（配合吸吐）→ 2. 腰轉式（配合吸吐）→ 3. 前彎後仰→ 4. 山式站姿→ 5. 腰轉式→ 6. 插腰半月式→ 7. 側邊扭轉式→ 8. 攤屍式

　　可依個人時間選擇其中部份動作練習，或是練習完全套動作效果最佳！

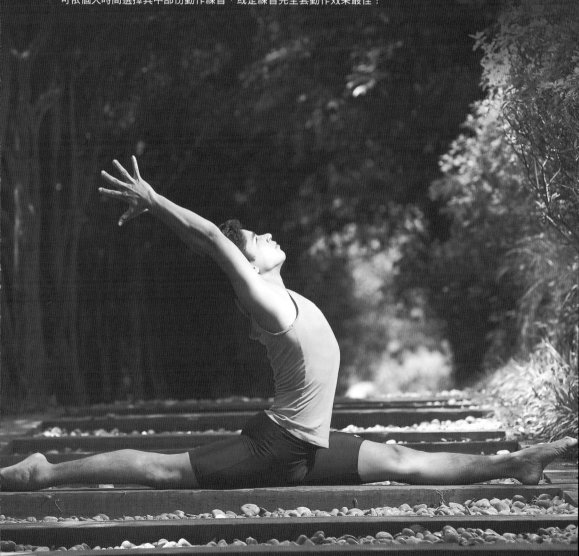

山式站姿（配合吸吐） | *Tadasana Movement*

1 | 預備站姿。 雙腳併攏或微開站立，膝蓋打直。雙手置於身體兩側。脊椎打直，挺胸。

2 | 雙手向上抬高，手指十指交扣，雙手放在頭頂。

3 | 吸氣，膝蓋打直，以雙手伸展力量將身體向上延伸。雙腳腳跟離地。吐氣放鬆，回到站姿，雙手放頭上，腳跟著地。配合吸吐，練習十至十二回。練習時隨著自己呼吸的節奏，吸氣時向上伸展，吐氣放鬆

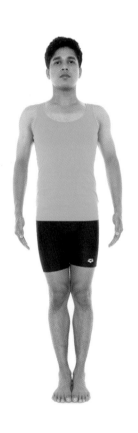
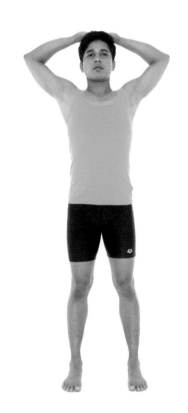
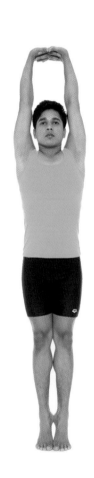

腰轉式（配合吸吐）| Kati Chakrasana Movement

詳見第 49 頁說明。

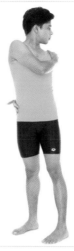

前彎後仰 | Back & Front Movement

1 | 站姿，雙腳與肩同寬，雙手插腰，手肘向後，挺胸。

2 | 吸氣，臀部向前推，挺胸，膝蓋伸直，上半身後仰。伸展身體前側。

3 | 吐氣，上半身前彎，與地面平行，脊椎與頭部維持一直線。配合吸吐，共練習十次。

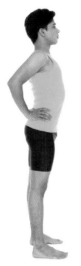
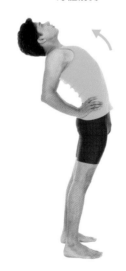
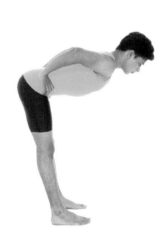

注意事項

背部若有拉傷，在練習時不要太過用力，以免造成二度傷害；若是大腿有傷，則應屈膝練習。

山式站姿 | Tadasana

療癒效果 1.有助於脊椎的放鬆、消除疲勞。2.促進下半身循環，活化腹部器官、消化系統。

1 預備站姿。雙腳併攏或微開站立，膝蓋打直。雙手置於身體兩側。脊椎打直，挺胸。

2 手指十指交扣，雙手放在頭頂。

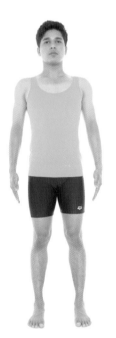

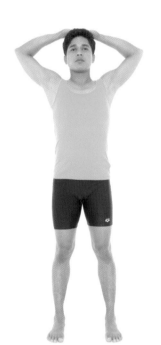

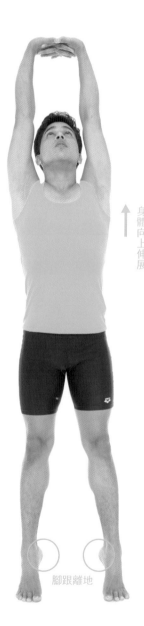

身體向上伸展

3 吸氣，以雙手伸展力量將身體向上延伸。膝蓋打直，雙腳腳跟離地，以腳尖平衡、站立。挺胸，雙眼注視一定點。停留五至七個吸吐後，吐氣，放鬆，回到站姿。練習兩回。

腳跟離地

注意事項

平衡感不佳的人，可以靠牆壁，背部貼牆練習。

腰轉式 | Kati Chakrasana

療癒效果 1. 放鬆背部肌肉，矯正不良姿勢，同時強化腹部的力量、幫助消化。
2. 腰部在扭轉、放鬆交替之際，達到放鬆的效果，釋放生理與心理壓力

1 預備站姿。 雙腳併攏，膝蓋打直。雙手置於身體兩側。脊椎打直，挺胸。

2 雙腳打開與肩同寬，雙手向兩側抬高至肩膀高度。

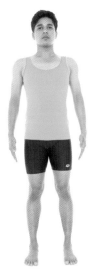
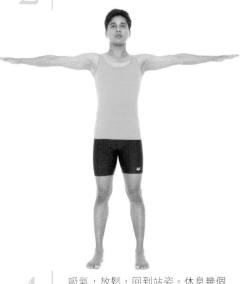

3 吐氣，上半身向右旋轉。左手抓右肩膀，右手繞過背部，扣住左邊腰部。頭盡可能向右後方轉，背部打直，感覺腰部與腹部肌肉的伸展。停留五個吸吐。

4 吸氣，放鬆，回到站姿。休息幾個吸吐後，換邊練習。

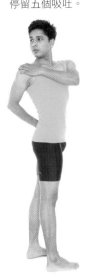
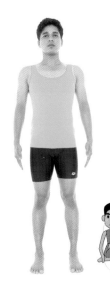

注意事項

平衡感不佳的人，可以背部貼牆練習。

插腰半月式 | Ardha Chandrasana (hands on the waist)

療癒效果 改善彎腰駝背的不良站姿，同時有助於放鬆背部。

1 預備站姿。 雙腳併攏，膝蓋打直。雙手置於身體兩側。脊椎打直，挺胸。

2 雙腳與肩同寬，膝蓋打直。雙手放在臀部，指尖朝下。挺胸，雙手手肘互相靠近。

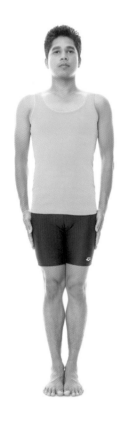

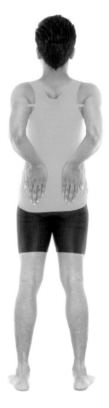

肩胛骨內縮

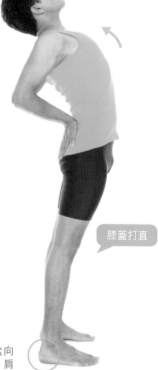

膝蓋打直

3 吸氣，尾椎向內收同時將骨盆向外推。腹部、胸部向上伸展，肩膀打開，背部向後彎曲呈弓型。頭微後仰，下巴抬高。停留五個吸吐後，放鬆身體回到站姿。

腳跟著地

注意事項

1. 身體伸展時，腳跟仍須著地。
2. 練習時，如果有背痛、暈眩或任何不適的情況，應停止練習，回到站姿。

側邊扭轉式 | Pawanmuktasana Twisting

療癒效果 藉由扭轉脊椎、放鬆背部，按摩腹部與骨盆、促進消化功能。

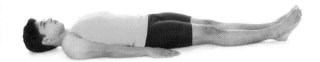

1 | 平躺，雙腳伸直併攏，雙手放在身體兩側，頭擺正，正常吸吐。

2 | 吸氣，屈膝，大腿貼腹部，膝蓋靠近胸部。左手環抱雙腿，右手伸直放在地板上，掌心貼地。

3 | 吐氣，雙腳轉向左邊。頭部轉向右邊，雙眼向右看。上半身向右邊伸展，下半身向左轉，感覺脊椎的扭轉。停留五至七個吸吐。吸氣，雙腿回到中間。左右換邊，重複上述步驟。

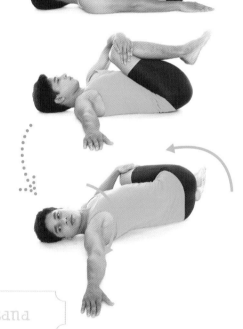

攤屍式 | Shavasana

最後以本動作作為課程的結束動作，詳見第 16-17 頁說明。

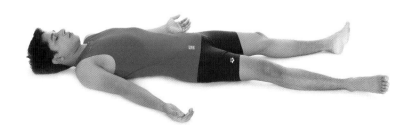

消除胸部疼痛

　　婦女會因乳房脹痛而產生胸部疼痛；一般人若長時間久坐、肩頸僵硬、姿勢不良或手提重物，也會產生胸痛。適當的伸展與擴胸運動，有助於消除疼痛、疏通氣血，除了讓呼吸更加順暢，對婦女而言，也有消除副乳、讓胸型更加美觀的功能。

　　本課程共有五個動作：

　　1. 手肘肩膀運動→ 2. 前彎後仰→ 3. 魚式（瑜珈磚輔助）→ 4. 駱駝式→ 5. 攤屍式

　　可依個人時間選擇其中部份動作練習，或是練習完全套動作效果最佳！

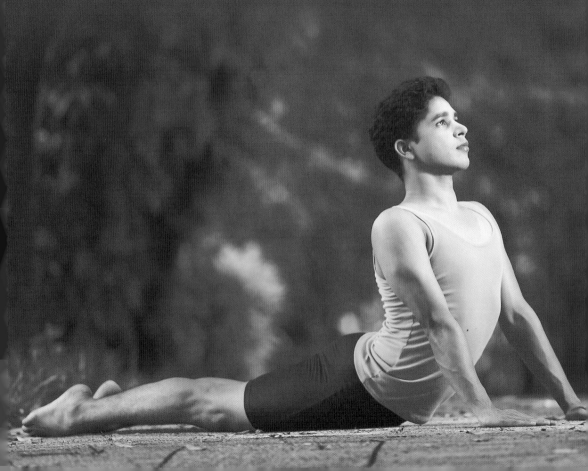

手肘肩膀運動 | Open Arms Movement

1 | 坐姿,挺胸,雙手放在膝蓋上。
頭擺正,脊椎呈一直線。

2 | 雙臂向兩側伸直,抬高至肩膀
高度。

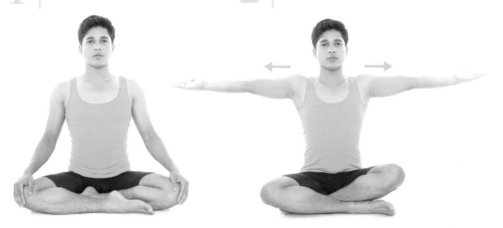

3 | 吸氣,手肘往身體方向彎曲,手
指輕碰肩膀。吐氣,雙臂向外伸
展。配合吸吐,練習五至十次。
練習時,除了雙手動以外,身體
其他部分應維持不動。同時,挺
胸、不要駝背,放鬆頸部肌肉。

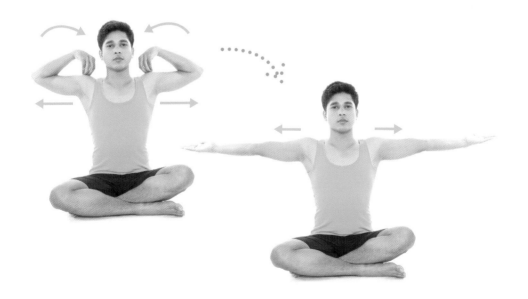

前彎後仰 | Back & Front Movement

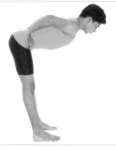

詳見第 53 頁說明。

魚式（瑜珈磚輔助） | Matsyasana (with yoga block)

療癒效果 1. 按摩、伸展頸背與上背肌肉，改善駝背、輕微背痛。
2. 有效舒緩疲倦、焦慮等情緒。頭往後仰的姿勢可以促進頭部循環，讓臉部肌膚更紅潤光滑。擴胸姿勢也讓氣體流通更順暢，使得新鮮氣體能順利抵達腦部。

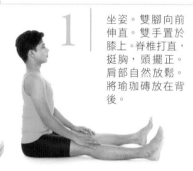

1 坐姿。雙腳向前伸直。雙手置於膝上。脊椎打直，挺胸，頭擺正。肩部自然放鬆。將瑜珈磚放在背後。

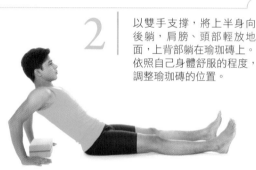

2 以雙手支撐，將上半身向後躺，肩膀、頭部輕放地面，上背部躺在瑜珈磚上。依照自己身體舒服的程度，調整瑜珈磚的位置。

3 雙手放鬆放在身體兩側，臀部與雙腿貼地。感受胸部持續向外擴展、上背部向後彎曲。如果可以的話，雙腳併攏，頸部與臉部肌肉放鬆，闔上雙眼。停留五至六個吸吐。

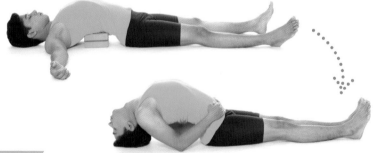

注意事項

1. 使用瑜珈磚時，如果頭部無法碰到地面，可以在後腦杓墊毯子，避免頭部、頸部過度伸展。
2. 有頸部問題的人應避免此姿勢。如練習時有暈眩、頭痛等不適狀況，應回到平躺放鬆姿勢。
3. 此動作沒問題的話，再進行下一個動作。

駱駝式 | Ustrasana

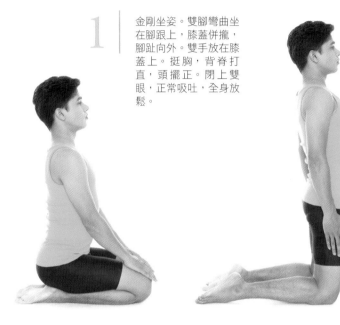

1 | 金剛坐姿。雙腳彎曲坐在腳跟上，膝蓋併攏，腳趾向外。雙手放在膝蓋上。挺胸，背脊打直，頭擺正。閉上雙眼，正常吸吐，全身放鬆。

2 | 吸氣，將臀部抬起，呈跪姿，雙腳與肩同寬。雙手放在身體兩側，指尖朝下。

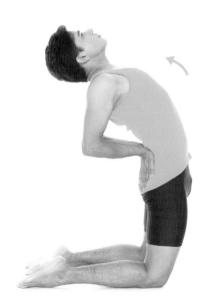

3 | 吸氣，雙手放在臀部，手肘向後互相靠近。尾椎向內收，同時將骨盆向外推。將腹部、胸部向上伸展，背部彎曲呈弓型。感受身體前側肌肉的伸展。停留五個吸吐後，放鬆。

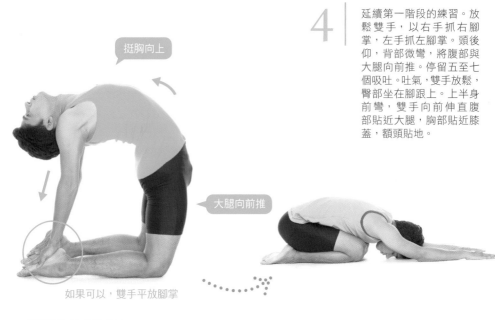

挺胸向上

大腿向前推

如果可以，雙手平放腳掌

4 | 延續第一階段的練習。放鬆雙手，以右手抓右腳掌，左手抓左腳掌。頭後仰，背部微彎，將腹部與大腿向前推。停留五至七個吸吐。吐氣，雙手放鬆，臀部坐在腳跟上。上半身前彎，雙手向前伸直腹部貼近大腿，胸部貼近膝蓋，額頭貼地。

注意事項

1. 有背部問題的人應避免此姿勢，或可以練習第一階段即可。
2. 如果練習時有暈眩、頭痛、呼吸困難等不適狀況，應回到金剛坐姿。
3. 如果練習時膝蓋不適，可以在膝蓋下方墊個毛巾。

攤屍式 | Shavasana

最後以本動作作為課程的結束動作，詳見第 16-17 頁說明。

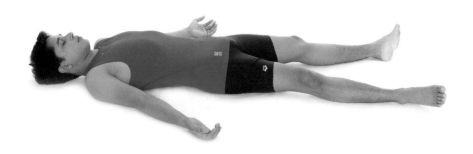

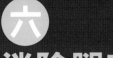

消除腿部疼痛

針對下半身的痠痛與浮腫所設計的動作，均有助於消除腿部的痠痛。

本課程共有七個動作：

1. 腳踝伸展→ 2. 腳踝旋轉→ 3. 膝蓋旋轉→ 4. 金剛式→ 5. 躺姿英雄式（枕頭輔助）→ 6. 單腿鴿王式→ 7. 攤屍式

可依個人時間選擇其中部份動作練習，或是練習完全套動作效果最佳！

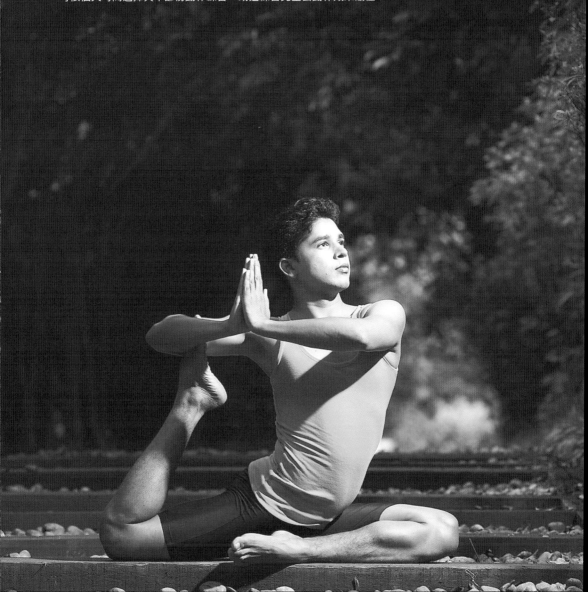

腳踝伸展 | Ankle Stretching

1 | 坐姿，雙腳伸直併攏，雙手放在身體後放，頭擺正。

2 | 吸氣時，將腳踝、腳尖朝身體方向內收、腳跟向外推，膝蓋打直，感覺小腿背的肌肉拉緊。

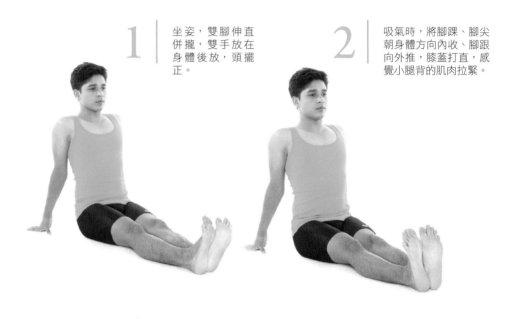

3 | 吐氣，將腳踝、腳尖朝前伸展，大腿肌肉緊縮貼地，打直膝蓋。配合吸吐，練習十至十二次。

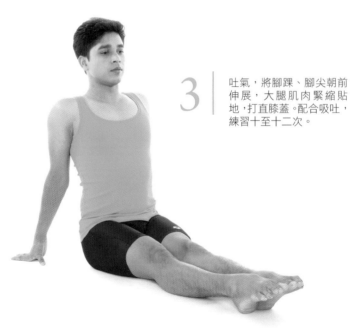

腳踝旋轉 | Ankle Rotation

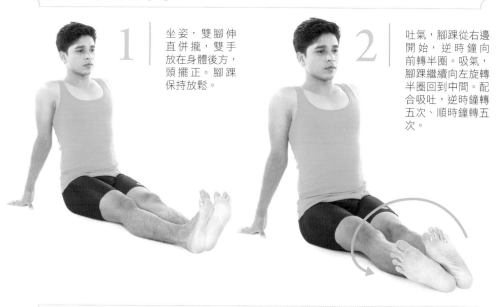

1 坐姿，雙腳伸直併攏，雙手放在身體後方，頭擺正。腳踝保持放鬆。

2 吐氣，腳踝從右邊開始，逆時鐘向前轉半圈。吸氣，腳踝繼續向左旋轉半圈回到中間。配合吸吐，逆時鐘轉五次、順時鐘轉五次。

膝蓋旋轉 | Knee Rotation

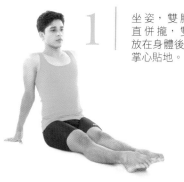

1 坐姿，雙腳伸直併攏，雙手放在身體後放，掌心貼地。

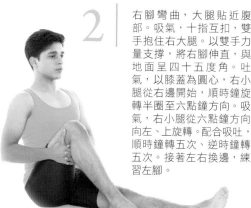

2 右腳彎曲，大腿貼近腹部。吸氣，十指互扣，雙手抱住右大腿。以雙手力量支撐，將右腳伸直，與地面呈四十五度角。吐氣，以膝蓋為圓心，右小腿從右邊開始，順時鐘旋轉半圈至六點鐘方向。吸氣，右小腿從六點鐘方向向左、上旋轉。配合吸吐，順時鐘轉五次、逆時鐘轉五次。接著左右換邊，練習左腳。

注意事項

練習時，脊椎打直。以膝蓋為圓心，大腿不應隨著旋轉。

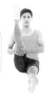 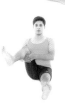 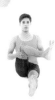

金剛式 | Vajrasana

詳見第 18 頁說明。

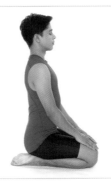

躺姿英雄式（枕頭輔助）| Supta Virasana (with pillow)

療癒效果 1.強化小腿、背部，以及上半身線條。消除緊張、自然的呼吸讓心靈恢復平靜。
2.強化腹部肌群、改善便秘與促進腸胃蠕動。

1 ┃ 金剛坐姿，雙腳打開，臀部坐在雙腳腳跟之間。如果膝蓋不舒服，可以在臀部下方墊一個枕頭，避免讓膝蓋承受太多壓力。然後在身體背後放置一個長形枕頭。

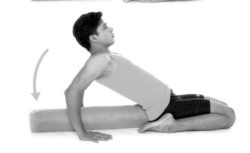

2 ┃ 以雙手支撐，慢慢將上半身後躺在背後的枕頭上，膝蓋打開到身體覺得舒服的位置。

3 ┃ 雙手放在身體兩側。感受腿部肌肉的伸展。停留五至七個吸吐，以雙手支撐，慢慢回到金剛坐姿。

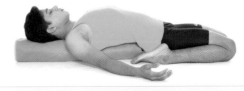

注意事項

膝蓋不舒服或受傷的人，應避免此姿勢，或在醫師的指導下進行。

單腿鴿王式 | Eka Pad kapotasana

療癒效果 有助放鬆下半身肌肉，打開骨盆與髖關節。

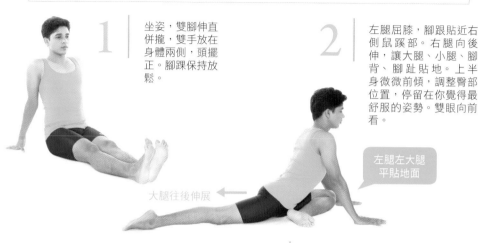

1 坐姿，雙腳伸直併攏，雙手放在身體兩側，頭擺正。腳踝保持放鬆。

2 左腿屈膝，腳跟貼近右側鼠蹊部。右腿向後伸，讓大腿、小腿、腳背、腳趾貼地。上半身微微前傾，調整臀部位置，停留在你覺得最舒服的姿勢。雙眼向前看。

左腿在大腿平貼地面

大腿往後伸展

3 吐氣，上半身前彎，雙手向前伸展，掌心貼地。感受腹部與右腿的伸展。停留五至七個吸吐後放鬆。左右換邊，重複上述步驟。

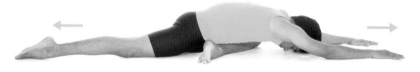

 注意事項

如果練習時屈膝感到不適，應停止並回到坐姿。

攤屍式 | Shavasana

最後以本動作作為課程的結束動作，詳見第 16-17 頁說明。

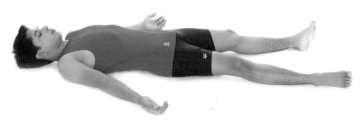

七

減緩偏頭痛

　　頭痛的產生原因與疲倦和壓力有關，另外飲食不正常或便祕也會引起頭痛。其實最好的方式是好好睡上一覺，頭痛自然會消除，此外以下動作也有效舒緩。

　　本課程共有三個動作：

　　1. 嬰兒式→ 2. 半犁式（牆壁輔助）→ 3. 攤屍式

　　可依個人時間選擇其中部份動作練習，或是練習完全套動作效果最佳！

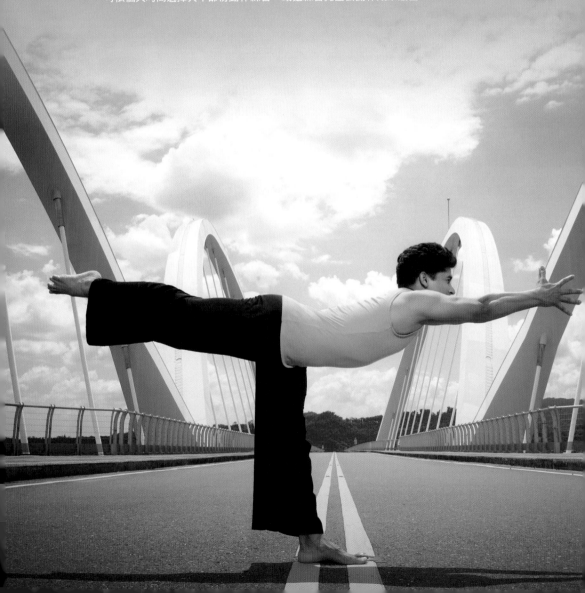

嬰兒式 | Balasana

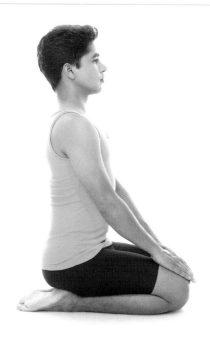

1 金剛坐姿。雙腳彎曲坐在腳跟上,膝蓋併攏,腳趾向外。雙手放在膝蓋上。挺胸,背脊打直,頭擺正。閉上雙眼,正常吸吐,全身放鬆。

2 雙手放在身體兩側,上半身向前彎。上半身與大腿貼緊,額頭貼地。閉上雙眼,感覺腹部的吸吐起伏。停留五至七個吸吐。

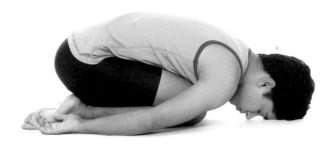

注意事項

如果額頭沒辦法貼地,可以用瑜珈磚或毯子墊著額頭。

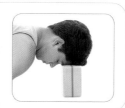

半犁式(牆壁輔助) | Ardha Halasana (with wall)

療癒效果 抬高雙腿的姿勢讓血液向頭部流動,有效減輕頭痛,並改善下半身的水腫。

1 | 坐姿,身體左側靠牆,雙腳放鬆屈膝,坐在毯子上。

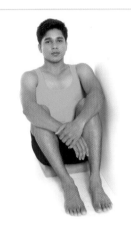

2 | 雙手支撐,向後平躺。雙腳併攏抬高放在牆上。調整臀部位置將雙腿平貼牆壁,上半身與牆壁呈九十度垂直。雙手放在身體兩側,掌心朝上。身體呈一直線,全身放鬆。雙腳併攏或打開與肩同寬。停留五至七個吸吐後,放鬆。

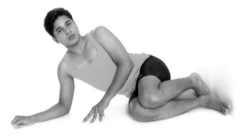

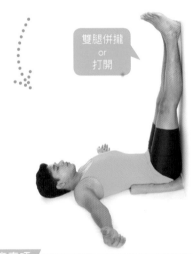

雙腿併攏
or
打開

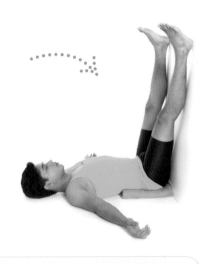

注意事項

1. 如果需要支撐,可以用雙手抓扶大腿。
2. 有背部問題的人應避免此姿勢,或採取屈膝姿勢。

攤屍式 | Shavasana

最後以本動作作為課程的結束動作，詳見第 16-17 頁說明。

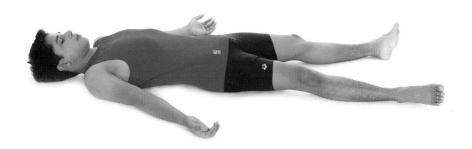

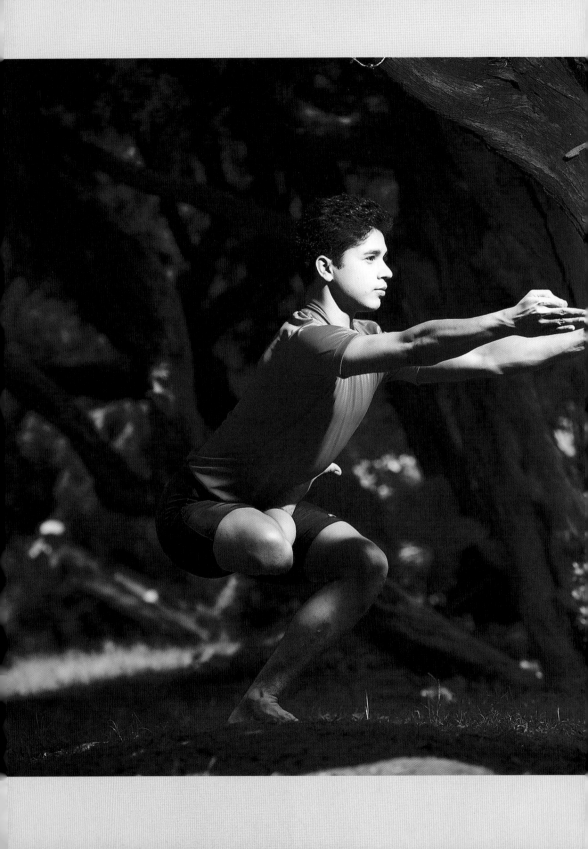

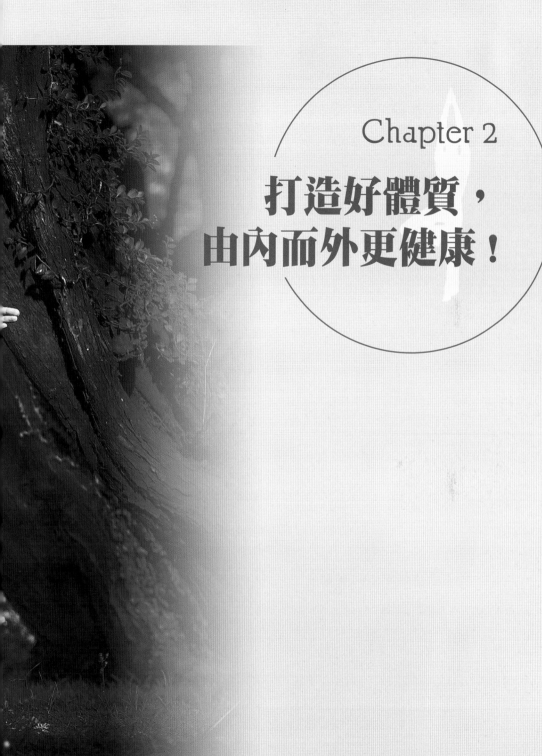

Chapter 2

打造好體質，
由內而外更健康！

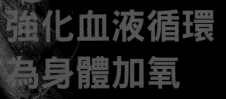

一

強化血液循環，
為身體加氧

　　忙碌的作息與巨大的生活壓力，使得心臟疾病已悄悄成為現代人的健康殺手。心臟主要的功能是維持血液在人體內的循環，並持續活化體內的其他器官，也是我們不可或缺的核心器官。一個失衡的血液循環系統，除了會拖累心臟，亦將直接或間接影響身體其他器官的運作。如果一個人要健康，其體內的核心系統必須處於互相協調平衡的狀態，而瑜珈正能幫你達到這個目標。

　　我們的血液循環系統，主要由心臟、血液及血管所組成，此系統有兩種運作方法：肺循環及體循環。肺循環，指的是動脈血從心臟流向肺微血管，靜脈血從肺微血管流回心臟的過程；而體循環，指的則是血液從左心室透過動脈傳輸至全身，然後變成靜脈血從靜脈流入右心房的過程。

　　當我們處於放鬆狀態時，心臟會緩慢規律地跳動；當我們運動時，心臟便會快速跳動來增加輸血量，運送含有大量氧氣的血液到達肌肉細胞。如果有動脈硬化、血管阻塞、老化、抽菸、錯誤飲食、過多心理壓力和缺乏運動等問題，將會影響心臟運送血液的功能。

　　練習瑜珈時，我們的心臟會加快血液的傳輸，達到運輸氧氣的效果並促進血液循環。如果能夠每天練習瑜珈，將達到按摩心臟、強化循環功能的效果。除了可以預防心血管疾病、雕塑身體線條，還可以釋放壓力，讓自己由內而外更健康、更美麗！

　　本課程共有十個動作：

　　1. 踏步練習→ 2. 半蹲→ 3. 背部擺動→ 4. 拜日式第一到四式→ 5. 椅子式（腳併攏）→ 6. 下犬式（腳跟離地）→ 7. 駱駝式→ 8. 頭碰膝式→ 9. 輪式→ 10. 攤屍式

　　可依個人時間選擇其中部份動作練習，或是練習完全套動作效果最佳！

踏步練習 | Marching

1 預備站姿。 雙腳併攏或微開站立，膝蓋打直。雙手置於身體兩側。脊椎打直，挺胸。

2 雙手向前伸直，抬高至肩膀高度。

3 屈膝，吐氣，將右腿抬高，大腿向胸部或腹部靠近，右掌心碰右膝蓋。吸氣，回到站姿。吐氣，換左腿練習。配合吸吐，左右腿各練習十次。習慣後可加快速度，但踏步速度應與吸吐配合。

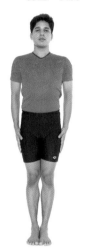

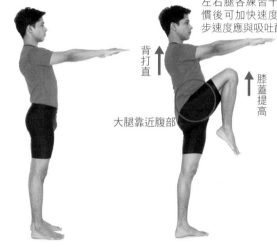

背打直

大腿靠近腹部

膝蓋提高

半蹲 | Half Squat

1 預備站姿。 雙腳併攏或微開站立，膝蓋打直。雙手置於身體兩側。脊椎打直，挺胸。

2 雙腳打開與肩同寬，雙手插腰，手肘向後，挺胸。吸氣，膝蓋微蹲，大腿與地面平行，上半身維持一直線。雙手向前伸直。接著吐氣，回到站姿配合吸吐，重複這動作十至二十次。（也可以把手放在身體兩側或是插腰）感受大腿肌肉的伸展，但不要過度壓迫膝關節。

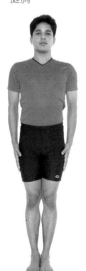

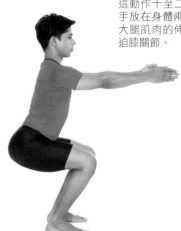

背部擺動 | Rocking & Rolling

1 | 坐姿。雙腳向前伸直。雙手置於身體兩側。脊椎打直，挺胸，頭擺正。

2 | 雙腿彎曲，雙手抱膝，背微微拱起。

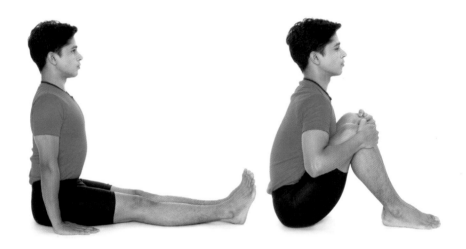

3 | 吸氣，身體向後躺，雙腳高舉過頭。吐氣，回到坐姿。身體自然前後擺動，感覺背部、脊椎與地面的接觸，以及按摩效果。配合吸吐，練習十回。

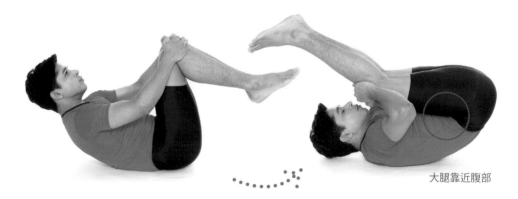

大腿靠近腹部

拜日式第一到四式 | Surya Namaskara 1-4

療癒效果 促進血液循環，加強心臟機能，體內血液流動更平衡。

詳見第 27 ～ 29 頁說明。練習拜日式第一到四
式，再從第四式往前做到第一式，如此成為一
小拜日循環練習。重複第二次式時，左、右腳
換邊，練習五至六回，每天可以練兩次。

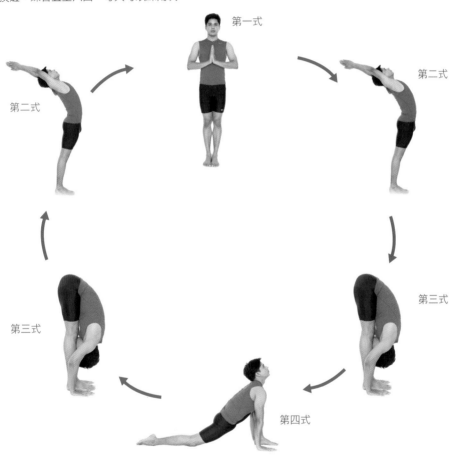

第一式

第二式

第二式

第三式

第三式

第四式

椅子式(腳併攏) | Utkatasana (legs together)

療癒效果 1. 強化下半身肌群，燃燒囤積在大腿的脂肪，雕塑腿部線條。
2. 促進下半身血液循環。

打造好體質，由內而外更健康！

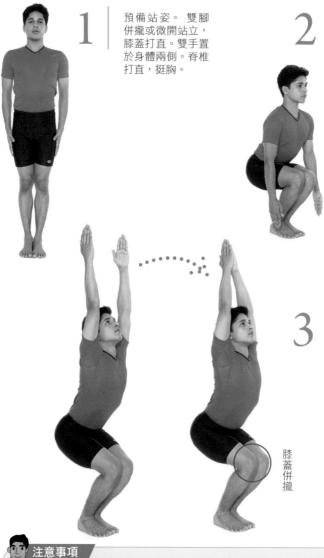

1 預備站姿。雙腳併攏或微開站立，膝蓋打直。雙手置於身體兩側。脊椎打直，挺胸。

2 吐氣，根據自己膝蓋舒適程度，慢慢屈膝呈深蹲姿勢。雙手放在身體兩側。此時，大腿肌肉應該感到微微緊繃。收小腹，頭擺正，雙眼直視前方。身體重量平均分配於雙腳。

3 吸氣，雙手向上抬高貼近耳朵，指尖朝上。挺胸，肩胛骨內縮互相靠近。

膝蓋併攏

注意事項

1. 有嚴重膝蓋問題的人，應避免此練習。
2. 如果柔軟度夠，深蹲至大腿與地板平行，膝蓋成九十度。

下犬式（腳跟離地） | Adho Mukha Svanasana (heels up)

詳見第 23 頁說明。

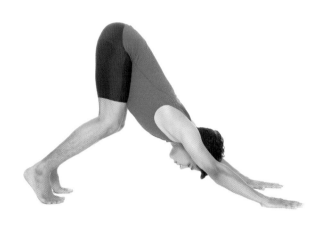

駱駝式 | Ustrasana

詳見第 61 ～ 62 頁說明。

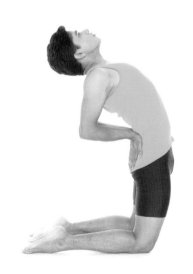

頭碰膝式 | Janushirasana

療癒效果 活絡脊椎的神經與肌肉。改善心肺功能、經期不順、以及消化系統。

1 　坐姿。雙腳向前伸直。雙手置於身體兩側。脊椎打直，挺胸，頭擺正。

2 　右腿彎曲，右腳跟靠近鼠蹊部，右腳掌貼近左大腿內側，右膝貼近地面。左腿伸直，腳尖朝上。

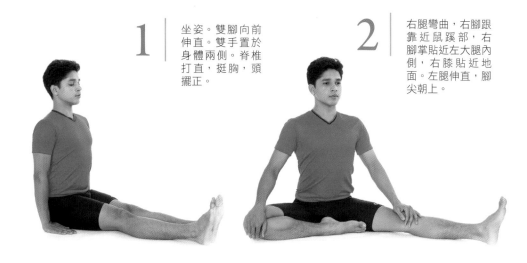

3 　吸氣，雙手高舉過頭。上半身微微向左轉。

4 　吐氣，上半身向前伸展，腹部貼近大腿，胸部貼近膝蓋，額頭貼近小腿，盡可能以雙手抓腳趾。停留五至七個吸吐。

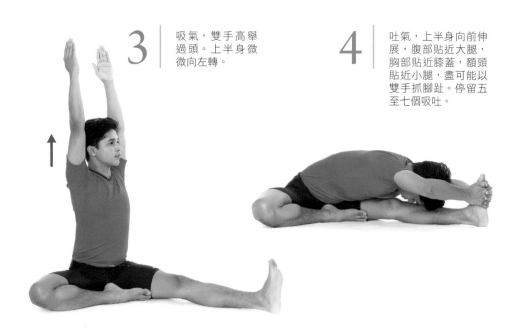

輪式 | Urdhva Dhanurasana

1　平躺。雙腳伸直。雙手置於身體兩側。頭擺正，身體呈一直線。

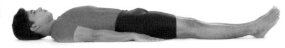

2　屈膝，雙腳打開與肩同寬。腳跟盡可能的貼近臀部。

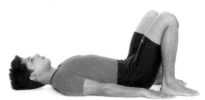

3　雙手高舉過頭，平放在地板上。接著，手肘彎曲，手掌放在肩膀下方，掌心貼地。吸氣，臀部慢慢向上抬高。

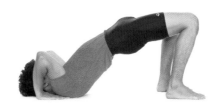

4　以手臂與手掌支撐身體力量，將上半身抬起。背部微微彎曲成半輪狀。雙手打直，頭放在雙手之間。手掌與腳掌緊貼地面，其餘身體部分向上遠離地面。停留五至六個吸吐。

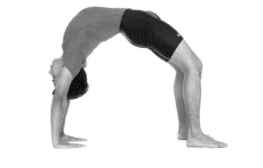

5　吐氣，依序慢慢將頭、上半身、臀部、雙腿放鬆，回到平躺姿勢。練習兩回。

強化血液循環，為身體加氧

081

攤屍式 | Shavasana

最後以本動作作為課程的結束動作，詳見第 16-17 頁説明。

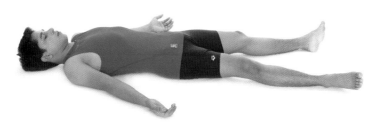

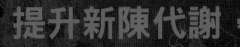

提升新陳代謝，
燃脂、排毒更有效率

新陳代謝，指的是人體燃燒熱量，以維持正常機能的過程。無論我們進食、休眠還是工作，身體無時無刻都在燃燒熱量，並透過體內的酵素，將它們分解並轉換成能量。 新陳代謝會因為不同的身體結構而受到影響，如肌肉多寡、骨骼、體脂肪。

新陳代謝系統變差，會發生什麼事呢？

我們將容易感到疲累、手腳冰冷、皮膚乾燥、便秘，脈搏漸緩等等。以上這些症狀，可能是我們既有的生活習慣不正常，像是飲食不均衡、生活作息顛倒、壓力緊張所導致；或是我們的健康狀況欠佳，或先天的基因問題。

練習瑜珈對新陳代謝有什麼好處呢？

一般而言，和長時間處於靜態環境的人相比，練習瑜珈或規律運動的人，擁有較好的新陳代謝系統。這意味著，我們不僅可以在同樣的時間內，更有效率地燃燒脂肪，身體內的毒素也可以更快地排出。你的體態會更勻稱，身體曲線也更明顯。除了瑜珈之外，你還可以搭配其它運動例如步行，以及正確的飲食，這將有事半功倍的效果，讓你擁有令人稱羨的身材與健康。

隨著我們年紀增長，肌肉會開始失去彈性，不再如年輕時一樣處於巔峰狀態，能從事的運動也會越來越少。一個明顯的分界點是在三十歲以後，人體的機能會緩緩衰弱。藉由拜日式及其他瑜珈姿勢，我們可以維持一定的運動強度與消耗熱量的效率。人體發胖的原因，說穿了就是缺乏運動，以及新陳代謝衰退，練習瑜珈可以幫助我們維持現有的機能，甚至強化它。
因此，只要持續練習瑜珈，你就可以吃跟以前一樣的食物，而不必擔心因為新陳代謝的機能衰弱而發福。

要練習瑜珈多久，才能提升新陳代謝機能呢？

答案因人而異，主要取決於每個人的身體素質和練習時間長短。不過，可以確定的是，練習瑜珈搭配平衡的飲食，還有好的生活習慣，一定會快速地提升你的身體機能。

本課程共有十個動作：
1. 椅子式（雙腳分開）→ 2. 下犬式 → 3. 戰士式 I → 4. 側平板式→ 5. 單腳蝗蟲式→ 6. 蝗蟲式 → 7. 弓式 → 8. 屈膝船式 → 9. 前額淨化呼吸法→ 10. 攤屍式
可依個人時間選擇其中部份動作練習，或是練習完全套動作效果最佳！

椅子式（雙腳分開） | Utkatasana (legs apart)

1 預備站姿。雙腳併攏，膝蓋打直。雙手置於身體兩側。脊椎打直，挺胸。

2 雙腳打開與肩同寬。吸氣，雙手抬高至肩膀高度，與地面平行。挺胸，肩胛骨內縮互相靠近。吐氣，根據自己膝蓋舒適程度，慢慢屈膝呈深蹲姿勢。此時，大腿肌肉應該感到微微緊繃。收小腹，頭擺正，雙眼直視前方。身體重量平均分配於雙腳。停留五個吸吐後，放鬆，回到站姿。練習兩回。

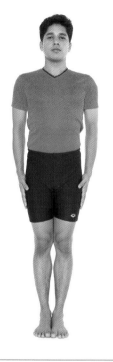

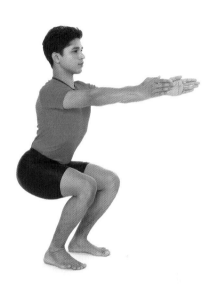

下犬式 | Adho Mukha Svanasana

詳見第 29 頁的進階版拜日式第五式。

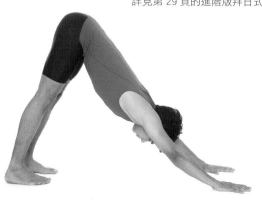

戰士式 I | Virabhadrasana 1

療癒效果 1.強化腿部肌肉。2.增強心肺功能。3.伸展下背部、腿部、肩膀、手臂肌肉。

1 預備站姿。雙腳併攏，膝蓋打直。雙手置於身體兩側。脊椎打直，挺胸。

2 雙腳分開大約六十至九十公分，視自己身高調整寬度。腳尖朝前。

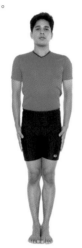

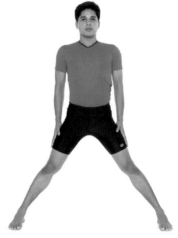

3 左腳尖向左轉九十度，右腳尖微微向左轉十五至三十度。吸氣，雙手抬高至肩膀高度。吐氣，上半身向左轉。

4 吸氣，雙手向上抬高，手臂貼緊耳朵，手指十指交扣。吐氣，左膝彎曲至大腿與地板平行，右腿打直。身體重量平均分配於雙腿。雙眼直視前方。停留五至七個呼吸。吸氣，回到站姿。休息兩至三個吸吐。左右換邊，重複上述步驟。

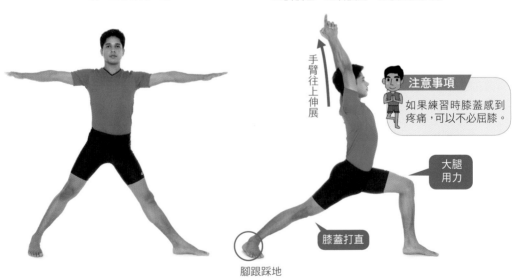

手臂往上伸展

注意事項
如果練習時膝蓋感到疼痛，可以不必屈膝。

大腿用力

膝蓋打直

腳跟踩地

側平板式 | Vasisthasana

1 從貓式開始。趴姿，雙手撐直，掌心貼地。雙膝著地，大腿打直，趴跪在地面。

2 左膝蓋著地，將身體重量放到左手，身體向右轉。右腳伸直，身體呈一直線。慢慢將右手抬高，指尖朝上。頭轉向天花板，雙眼看右手掌。停留三至五個吸吐。放鬆，左右換邊，重複上述步驟。

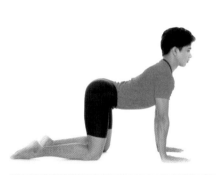

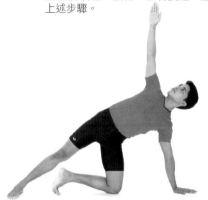

如果第一階段練習沒有問題，便可接續第二階段：

3 從貓式開始來到平板式。首先，趴跪在地面，上半身不動，以手臂支撐身體重量，慢慢將雙腿向後伸直。掌心貼地，腳尖踩地。

4 身體向右轉，雙腿打直，左手打直支撐身體重量。挺胸，肩胛骨互相靠近，將右手抬高，指尖朝上。頭部向上看右手指尖。停留五個吸吐後放鬆，回到嬰兒式。左右換邊，重複上述步驟。

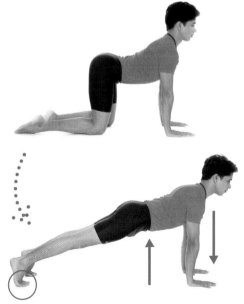

腳尖踩地

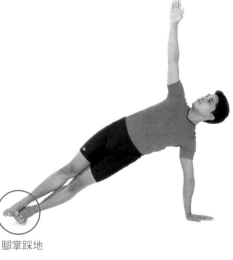

腳掌踩地

單腳蝗蟲式 | Eka Pada Shalabhasana

1 趴姿，掌心朝上。下巴放在地板上，如果沒辦法做到，可以將頭側放在地板。

2 吸氣，視柔軟度將右腳盡可能抬高，腳尖向後伸展。此時背部朝地板方向下壓、微微繃緊，但胸部、肩膀與臉部肌肉呈放鬆狀態。背部應該保持左右平衡，右側身體不可以翹起。停留五至六個吸吐。右腳放下，全身放鬆，做兩至三個吸吐。接著，換練習左腳。

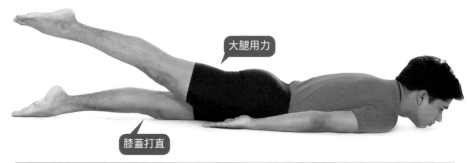

大腿用力

膝蓋打直

蝗蟲式 | Shalabhasana

1 趴姿。雙腳伸直。雙手置於身體兩側。頭擺正，身體呈一直線。

2 將大腿微抬起，將手掌放在大腿下方。雙腳併攏，指尖朝外。膝蓋打直，臀部肌肉繃緊。吸氣，下背部下壓，利用背部肌肉力量將雙腳抬至舒適的高度。如果可以，雙腳維持併攏。掌心、胸部、肩膀與下巴貼地。停留五至六個吸吐。

大腿用力

膝蓋打直

注意事項

有背部問題的人應避免此姿勢。

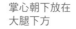

掌心朝下放在大腿下方

肩膀平貼地面

弓式 | Dhanurasana

1 趴姿，雙腳與臀部同寬，雙手放在身體兩側，額頭貼地。

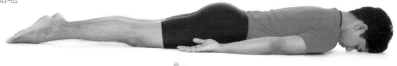

2 雙腿向上彎。

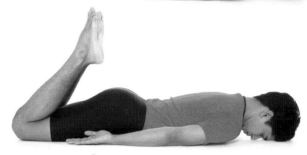

3 雙手放在背後，右手抓右腳踝，左手抓左腳踝。

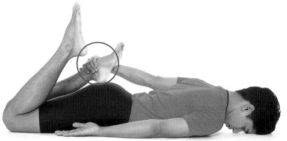

4 吸氣，手臂打直，肩膀打開，盡可能的將上半身與雙腳抬高，雙腳併攏。以腹部支持並維持平衡。感覺脊椎與大腿肌肉的伸展。停留五至七個吸吐。

膝蓋盡量靠近

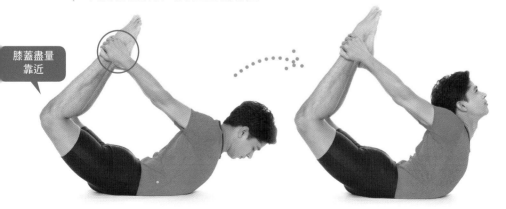

屈膝船式 | Naukasana (bend knees)

療癒效果 1.快速燃燒腹部、背部與大腿脂肪。2.加強心肺功能,促進消化系統。
3.強化腰部肌肉,讓上、下半身達到完美平衡。

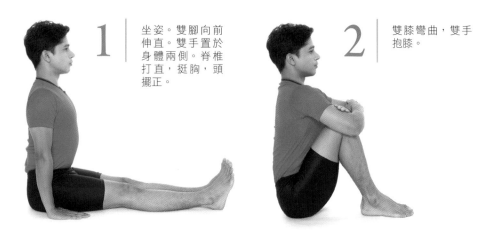

1 坐姿。雙腳向前伸直。雙手置於身體兩側。脊椎打直,挺胸,頭擺正。

2 雙膝彎曲,雙手抱膝。

3 雙手放到背後,掌心貼地。以手臂力量支撐,將小腿抬高,大腿貼近腹部,腳跟離地。上半身向上延伸。

↑胸部抬高

膝蓋併攏

背打直

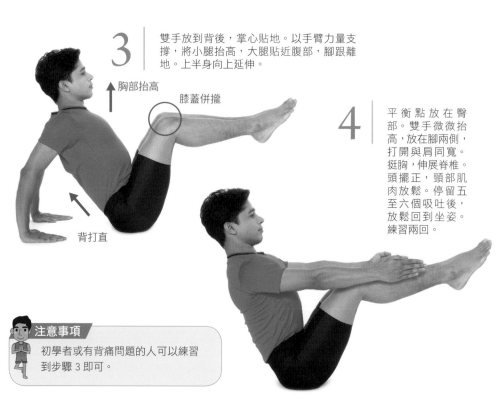

4 平衡點放在臀部。雙手微微抬高,放在腳兩側,打開與肩同寬。挺胸,伸展脊椎。頭擺正,頸部肌肉放鬆。停留五至六個吸吐後,放鬆回到坐姿。練習兩回。

注意事項

初學者或有背痛問題的人可以練習到步驟 3 即可。

前額淨化呼吸法 | Kapalbhati

梵文中 Kapal 指的是前額，bhati 代表知識之光。此呼吸法可以徹底排出肺部廢氣、二氧化碳，清潔呼吸道，讓腦部獲得更多氧氣，達到淨化頭腦的效果。

療癒效果 1.快速燃燒腹部脂肪。2.促進消化系統與上半身心肺循環。
3.強化新陳代謝。4.產後二至三個月的婦女，可練習此呼吸法以按摩腹部器官。

1 基本盤腿坐姿。脊椎打直，挺胸，頭擺正。

2 幾個深呼吸後，右手抬高至臉部高度。以右手拇指按住右鼻孔。從左鼻孔深吸氣，再用力吐氣。用力吐氣時，腹部內縮，發出急促的吐氣聲。進行十至十二個快速吸吐。

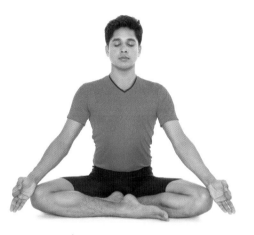

3 左鼻孔深吸氣，以右手無名指按住左鼻孔。低頭下巴朝鎖骨方向輕輕下壓，閉氣五至十秒。

4 頭擺正回到原本位置。右手拇指放鬆，打開右鼻孔。重複動作 2，但是換右手無名指按住左鼻孔，由右鼻孔吸吐。

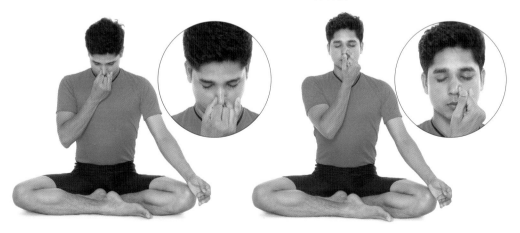

左右兩側練習完畢，右手放鬆。兩邊鼻孔深吸氣，再用力吐氣。吐氣時，腹部內縮。進行十至十二個快速吸吐。

6 深吸氣，低頭下巴朝鎖骨方向輕輕下壓，閉氣五至十秒。完成後，吐氣，頭擺正。休息五至六個吸吐，重複步驟 1 至 6。此為一套練習，每次練習二至三套。視情況而言，練習套數可逐次累加。

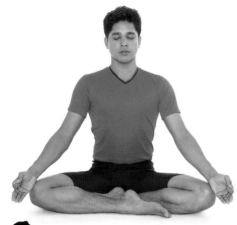

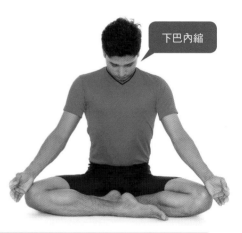

下巴內縮

打造好體質，由內而外更健康！

 注意事項

1. 不要緊壓鼻孔。
2. 用力吐氣時，發出急促的吐氣聲。
3. 此呼吸法應在老師的指導下方能進行。有心臟疾病與高血壓的人應避免。如果練習時有暈眩、頭痛、呼吸困難等不適狀況，應立刻停止。
4. 閉氣練習有困難時，最好只練習左、右鼻孔打開的吸吐。

攤屍式 | Shavasana

最後以本動作作為課程的結束動作，詳見第 16-17 頁説明。

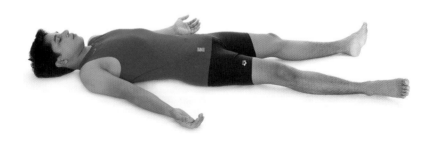

改善貧血老毛病，
身體從此不缺氧

貧血是紅血球數量過低造成身體缺氧的問題。血液是由兩個部分所組成的：血漿細胞和血球。血球中，對人體最重要的紅血球，主要的功用是將氧氣從肺運送到身體各個角落。紅血球只能由骨髓製造，再經由骨髓釋放到血液裡。而鐵質是紅血球製造過程中不可或缺的元素，它協助紅血球完成輸氧的任務。如果我們的身體缺乏鐵質，紅血球的品質和數量也會隨之下降，導致身體缺氧。

對患有貧血的人而言，瑜珈的寶貴之處在於，它能提升體內紅血球的質量，並促進血液循環，讓氧氣更全面性地被運輸到身體的各個部位。當你練習不同的姿勢時，堆滯體內的毒素也將被排出，讓你的身體更健康、肌肉更結實。

本課程共有十個動作：

1. 拜日式第五到八式→ 2. 半月式→ 3. 站姿直腿前彎式（屈膝）→ 4. 舞王式→ 5. 半蓮花前彎式→ 6. 直腿前彎背部伸展姿勢→ 7. 坐姿扭轉式→ 8. 屈膝犁式→ 9. 弓式→ 10. 攤屍式

可依個人時間選擇其中部份動作練習，或是練習完全套動作效果最佳！

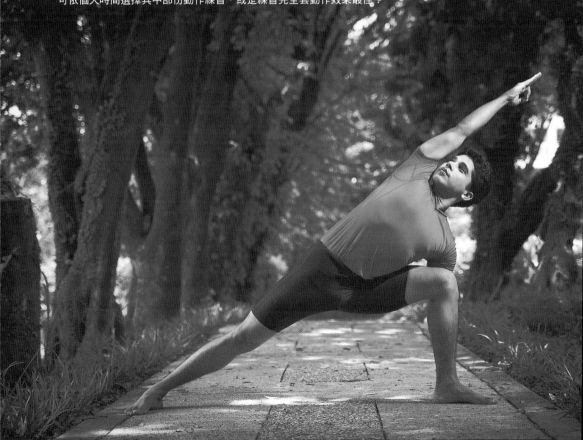

拜日式第五到八式 | Surya Namaskara5-8

詳見第 29 ～ 31 頁説明。練習拜日式第五到八式，
重複練習八回。

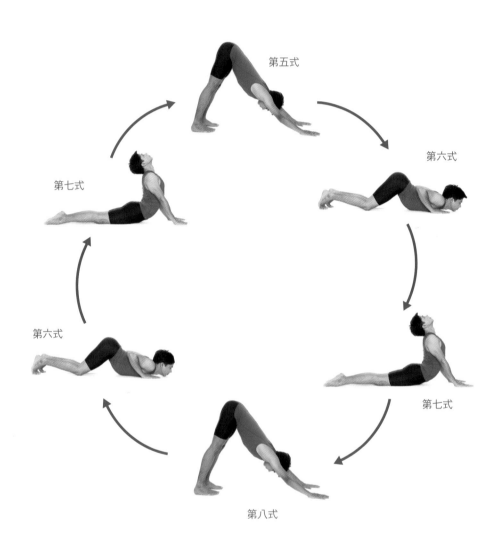

第五式

第六式

第七式

第七式

第六式

第八式

半月式 | Ardha Chandrasana

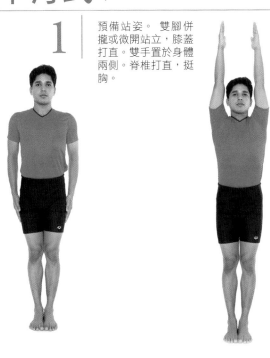

1　預備站姿。雙腳併攏或微開站立，膝蓋打直。雙手置於身體兩側。脊椎打直，挺胸。

2　吸氣，雙手向上伸展，高舉超過頭部，手臂貼緊耳朵，掌心向內。

3　將身體重量平均分配於腳趾與腳跟。慢慢地將髖部向前推，背部後彎呈弓形，雙手向肩膀後方伸展。感受脊椎與身體前側肌肉的伸展。停留五個吸吐。吐氣，回到站姿。練習兩回。

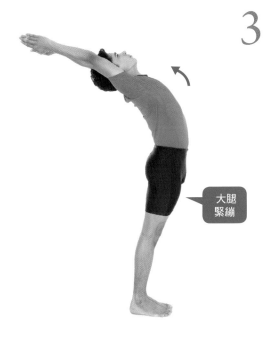

大腿緊繃

站姿直腿前彎式（屈膝）| Pad Hastasana
(bend knees)

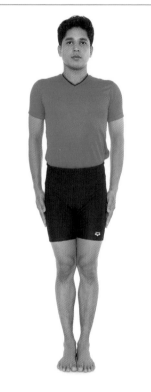

1 預備站姿。 雙腳併攏或微開站立，膝蓋打直。雙手置於身體兩側。脊椎打直，挺胸。

2 吸氣，膝蓋微彎，吐氣，上半身向前下彎，雙手抓腳踝，胸部儘量貼近大腿。頭部儘量靠近小腿，臀部向上提，讓背脊持續伸展。保持頸部放鬆，停留五至七個吸吐。

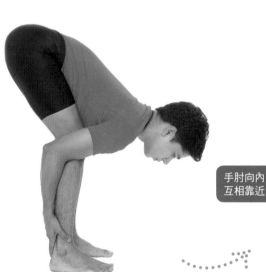

手肘向內，互相靠近

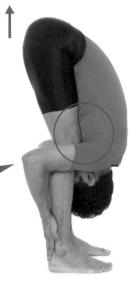

臀部抬高

胸部盡量貼近大腿

舞王式 | Natarajasana

療癒效果 1.促進血液循環與心肺功能。2.強化腿部、上背部、腹部肌肉。
3.增進脊椎柔軟度。4.伸展下腹部、按摩腎臟，改善泌尿系統問題。

1 預備站姿。雙腳併攏或微開站立，膝蓋打直。雙手置於身體兩側。脊椎打直，挺胸。

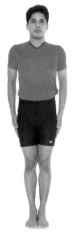

2 右腿彎曲，向後抬高，以右手抓右腳踝。

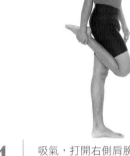

3 身體重量放在左腳，左手向前抬高。

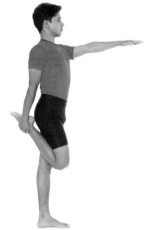

4 吸氣，打開右側肩膀，頸部放鬆，右手持續將右腳向上拉高。儘可能將右腳踝抬高至肩膀高度，伸展右大腿肌肉。吐氣，上半身微微前傾，感覺身體重心停留在左腳。左腿打直，伸展左側身體。頭擺正，雙眼直視前方一定點。停留五至七個吸吐。吐氣，回到站姿。休息兩至三個吸吐。左右換邊，重複上述步驟。

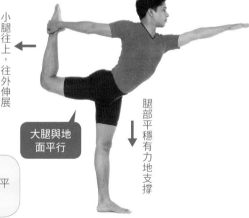

小腿往上，往外伸展

大腿與地面平行

腿部平穩有力地支撐

注意事項

單腳站立時，以腳趾頭及腳跟抓地維持平衡，站立腿的大腿與膝蓋打直。

半蓮花前彎式 | Yoga Mudra (half lotus)

療癒效果 1. 促進心肺功能與腦部循環。 2. 增進脊椎與背部柔軟度。
3. 盤腿姿勢能按摩腿部肌肉與腹部器官。

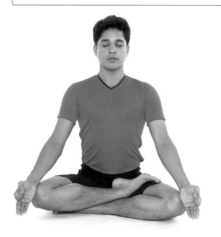

1 從半蓮花坐姿開始。右腳彎曲，將腳掌放在左大腿上。左腳彎曲，將腳掌放到右大腿下，盡可能將右腳跟貼近腹部。雙手放在膝蓋上。頭擺正，正常吸吐。

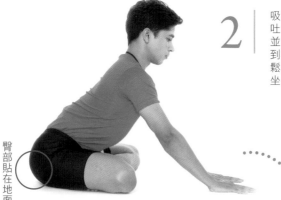

2 吸氣，挺胸，肩膀向後開打，脊椎打直。吐氣，雙手放到身體前方，向前伸展，並帶動上半身前彎。盡量延伸脊椎，直到額頭與鼻子貼地。頸部、肩膀保持放鬆。停留五個吸吐後放鬆，回到半蓮花坐姿。左右換腳，重複上述步驟。

臀部貼在地面

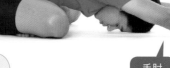

手肘放鬆

注意事項
懷孕十八週以上、有膝蓋、背痛問題的人應避免此姿勢。

直腿前彎背部伸展姿勢 | Paschimottanasana

療癒效果 1. 強化心臟肌肉，促進血液循環。2. 按摩胰臟與腹部。
3. 燃燒背部、大腿、臀部與腹部脂肪。

1 坐姿，雙腿打直，腳尖朝向身體方向。雙手放在身體兩側，掌心貼地。脊椎打直，挺胸。

2 吸氣，雙手高舉過頭，上半身向上伸展。腹部放鬆，大腿向地板下壓。

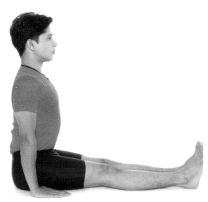

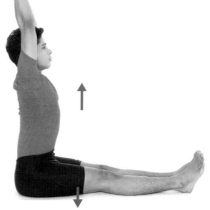

大腿下壓貼地

3 吐氣，上半身向前伸展，脊椎打直，肩膀向後打開，挺胸。

4 持續向前伸展，腹部貼近大腿，胸部貼近膝蓋，額頭貼近小腿，以雙手抓腳掌。停留五個吸吐。

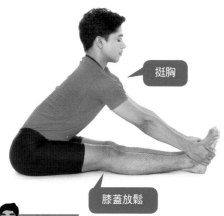

挺胸

膝蓋放鬆

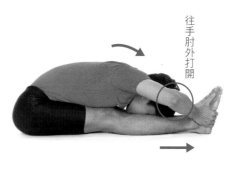

往手肘外打開

注意事項

有背痛、脊椎問題的人應避免此姿勢，或練習至步驟三即可。

坐姿扭轉式 | Ardha Matsyendrasana

療癒效果 1. 按摩腹部、脊椎，強化背部肌群。 2. 增進脊椎柔軟度。
3. 促進腸胃蠕動，改善便秘問題

打造好體質，由內而外更健康！

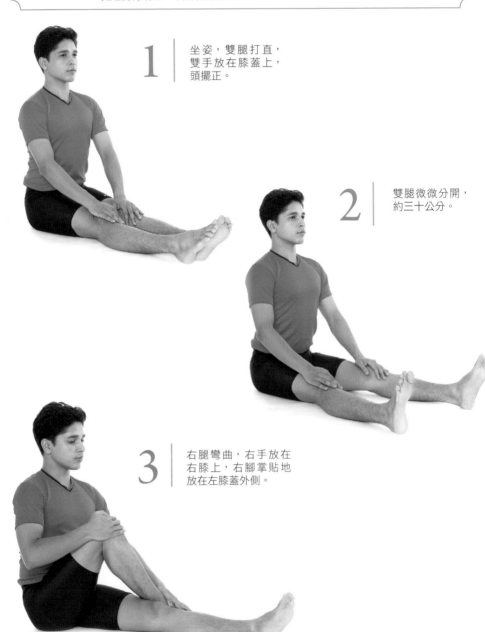

1 | 坐姿，雙腿打直，
雙手放在膝蓋上，
頭擺正。

2 | 雙腿微微分開，
約三十公分。

3 | 右腿彎曲，右手放在
右膝上，右腳掌貼地
放在左膝蓋外側。

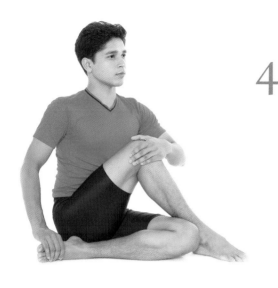

4 | 左腿彎曲，用右手將
左腳跟拉近右臀。

5 | 以左手環抱右膝，將右大腿貼近
腹部。吸氣，上半身向右轉。右
手臂放在身體旁，手肘打直，掌
心貼地，支撐身體重量。頭向右
轉，下巴位於右肩上方。脊椎打
直。停留五至七個吸吐，回到坐
姿。休息兩至三個吸吐。左右換
邊，重複上述步驟。

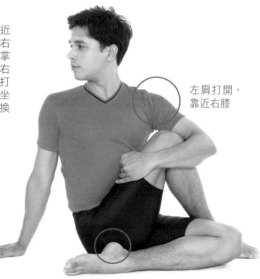

左肩打開，
靠近右膝

左腳跟貼近臀部

注意事項

練習此姿勢時，注意臀部不可翹
起，左右臀部皆須平均接觸地面。

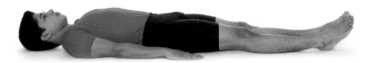

屈膝犁式 | Halasana (bend knees)

1 平躺，雙腳併攏，雙手放在身體兩側，掌心朝下。身體呈一直線，全身放鬆。

2 吸氣，屈膝。

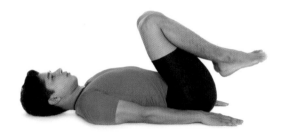

3 掌心貼地，利用背部力量將上半身與雙腿抬高。背部離開地面，雙腿高舉過頭。

背部和臀部往上提

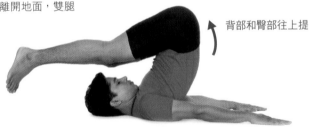

4 吐氣，以手掌支撐背部與身體重量，將上半身再向上抬。讓胸部靠近下巴，腳尖踩地，膝蓋放在額頭上。不要過度伸展頸部，並保持喉嚨放鬆。停留五至七個吸吐後，慢慢放鬆。先以雙手支撐身體，雙膝彎曲，慢慢將背部平放到地板，回到平躺姿勢後，再放鬆雙腿，全身放鬆。

腳趾尖碰地

 注意事項

1. 練習時，頸部與臉部肌肉放鬆。盡可能將下背部與臀部向上抬高。
2. 有喉嚨感染及頸部問題的人應避免此姿勢。
3. 如果身體情況許可，不必以手臂支撐背部與身體，可以將雙手平放在地板。

弓式 | Dhanurasana

詳見第 87 頁説明。

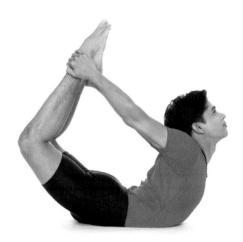

攤屍式 | Shavasana

最後以本動作作為課程的結束動作，詳見第 16-17 頁説明。

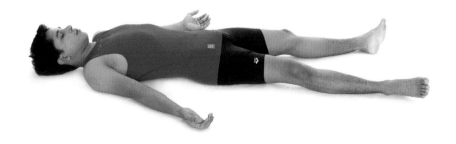

改善**貧血**老毛病，身體從此不缺氧

四
讓手腳冰冷成為過去式

冬天時，手腳冰冷是許多人共同的困擾，不管衣服穿再多，四肢還是沒辦法暖和起來。其實，我們身體的恆溫機制，讓體溫可以保持在大約 35 到 37.5 度之間。天冷的時候，身體會燃燒體內能量，使核心器官維持在平均溫度之內。不過，位於末稍的手腳，分配到的熱量自然比較少，這也是為什麼，冬天我們容易手腳冰冷的原因。除此之外，血液循環不佳、新陳代謝速率下降、血管阻塞、糖尿病、月經、懷孕或是壓力過大等，都有可能造成手腳冰冷。

藉由練習瑜珈的體位法，可以促進血液循環，讓血液暢通體內各個角落。這麼一來，不僅得以提升體溫達到保暖效果，手腳冰冷也會成為過去式！不過，如果你持續覺得手腳異常冰冷，記得還是要尋求專業的醫療幫助，因為手腳冰冷可能只是其他嚴重疾病的一個症狀而已。

本課程共有十四個動作：

1. 腳踝伸展→ 2. 腿部伸展→ 3. 蝴蝶式→ 4. 手指伸展→ 5. 手腕旋轉→ 6. 肩膀旋轉→ 7. 拜日式第一到五式→ 8. 山式站姿→ 9. 樹式→ 10. 扭轉三角式→ 11. 戰士式 I → 12. 半犁式→ 13. 風箱式呼吸法→ 14. 攤屍式

可依個人時間選擇其中部份動作練習，或是練習完全套動作效果最佳！

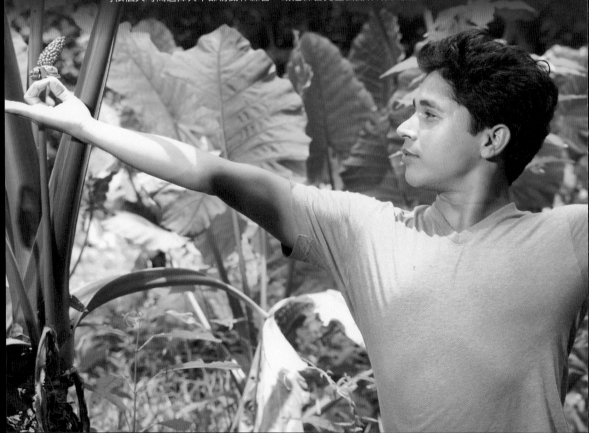

腳踝伸展 | Ankle Stretching

詳見第 64 頁說明。

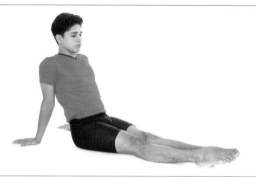

腿部伸展 | leg stretching

1 | 坐姿。雙腳向前伸直。雙手置於身體兩側。脊椎打直，頭擺正，正常吸吐。

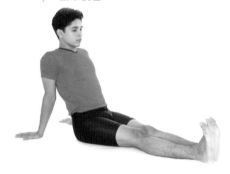

2 | 右腳彎曲，雙手互扣環抱右大腿，將大腿貼近腹部。

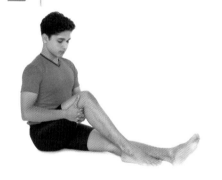

3 | 吸氣，將右腳抬高，膝蓋貼近胸口。腳尖朝上，腳跟向外。

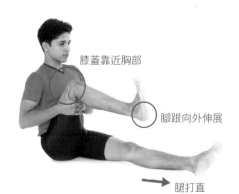

膝蓋靠近胸部

腳跟向外伸展

腿打直

4 | 吐氣，雙手環抱大腿，將右腳伸直。感覺右大腿肌肉與膝蓋拉緊。抬腳時，身體不應歪斜。挺胸，背部打直。吸氣，右膝彎曲。配合吸吐，練習十至十二次。左右換邊，重複上述步驟。

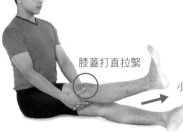

膝蓋打直拉緊

小腿向前伸展

蝴蝶式 | Butterfly

打造好體質，由內而外更健康！

1 坐姿。雙腳向前伸直。雙手置於身體兩側。脊椎打直，頭擺正，正常吸吐。

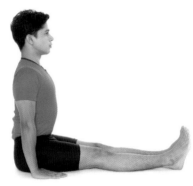

2 雙腿膝蓋彎曲，腳掌互相緊貼。

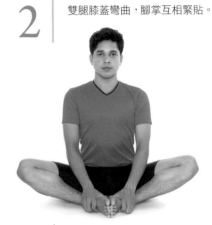

3 以雙手扣住腳掌，盡量將腳跟靠近身體，膝蓋向外著地。挺胸、背脊打直，雙眼向下看。

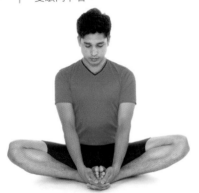

4 吸氣，膝蓋向上抬。

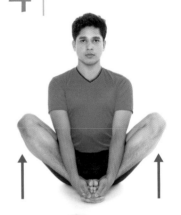

5 吐氣，膝蓋向下壓。吐氣回來。雙腿配合呼吸朝上下自由運動，如同蝴蝶展翅。

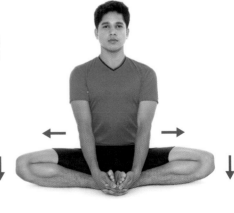

手指伸展 | Finger Stretching

1 坐姿，背脊打直，肩膀放鬆。雙腳打直。雙手置於身體兩側。

2 雙手伸直抬高至肩膀高度。吸氣時用力把手指撐開，感覺手部肌肉微微拉緊。吐氣時手指放鬆。如此重複進行五至十次。

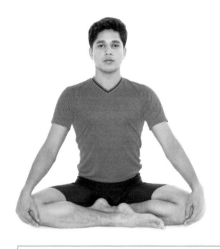

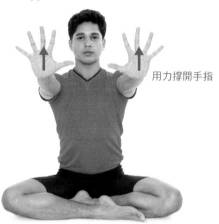

用力撐開手指

手腕旋轉 | Wrist Rotation

1 坐姿，背脊打直，肩膀放鬆。雙手置於膝蓋上。

2 雙手伸直抬高至肩膀高度。

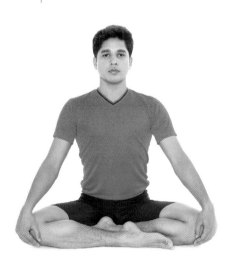

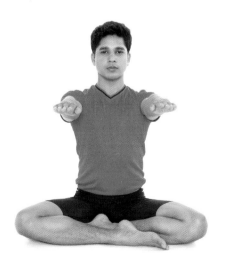

3 | 雙手握拳。

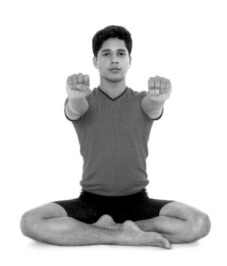

4 | 雙手手腕向外旋轉五次，
再向內旋轉五次。

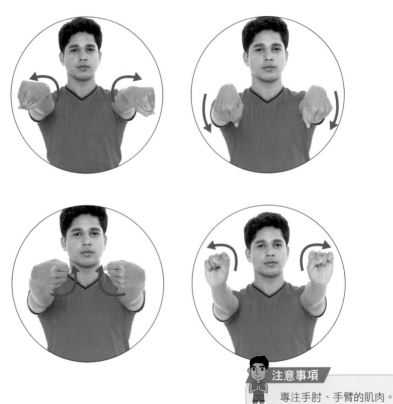

注意事項

專注手肘、手臂的肌肉。

肩膀旋轉 | Shoulder Rotation

1 | 坐姿，背脊打直，肩膀放鬆。雙手置於膝蓋上。

2 | 雙臂向兩側伸直，抬高至肩膀高度，掌心向上。

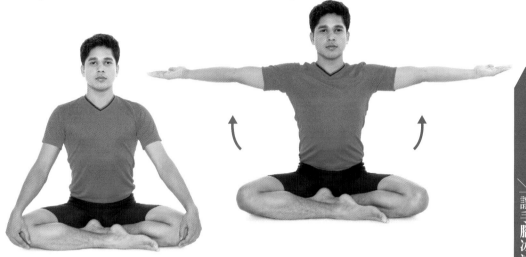

3 | 手肘往身體方向彎曲，手指輕碰肩膀。

4 | 手肘彎曲，以肩膀為圓心，雙手向前繞轉五次，再反方向向後轉五次。想像自己在游泳，盡可能的伸展肩膀與胸腔。

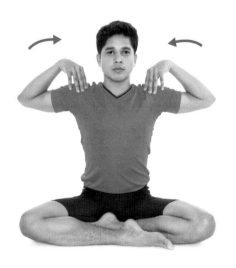

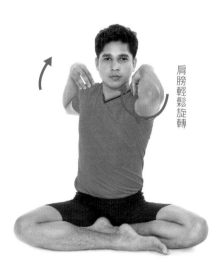

肩膀輕鬆旋轉

拜日式第一到五式 | Surya Namaskara 1-5

詳見第 27～29 頁說明。練習拜日式第一到五式，再從第五式往前做到第一式，如此成為一小拜日循環練習，重複第二次時，左、右腳換邊，練習三至五回。

第一式

第二式

第二式

第三式

第三式

第四式

第四式

第五式

山式站姿 | Tadasana

詳見第 54 頁說明。

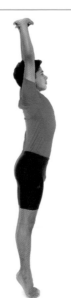

樹式 | Vrikshasana

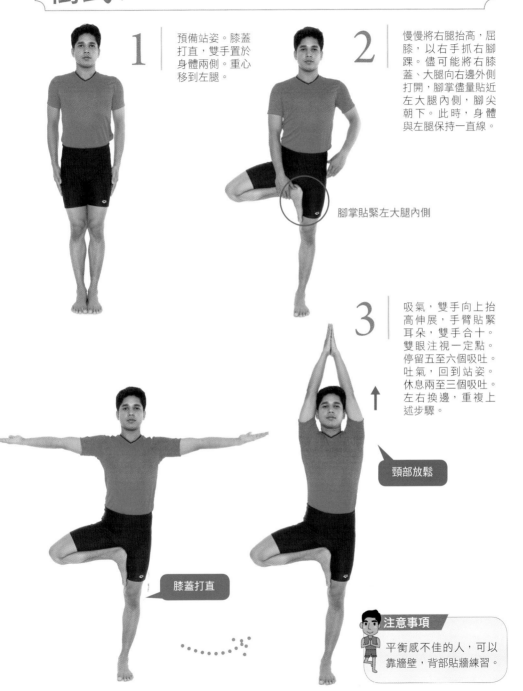

1 預備站姿。膝蓋打直，雙手置於身體兩側。重心移到左腿。

2 慢慢將右腿抬高，屈膝，以右手抓右腳踝。儘可能將右膝蓋、大腿向右邊外側打開，腳掌儘量貼近左大腿內側，腳尖朝下。此時，身體與左腿保持一直線。

腳掌貼緊左大腿內側

3 吸氣，雙手向上抬高伸展，手臂貼緊耳朵，雙手合十。雙眼注視一定點。停留五至六個吸吐。吐氣，回到站姿。休息兩至三個吸吐。左右換邊，重複上述步驟。

頸部放鬆

膝蓋打直

注意事項

平衡感不佳的人，可以靠牆壁，背部貼牆練習。

扭轉三角式 | Parivrtta Konasana

療癒效果 1.促進下半身循環。2.燃燒下腹部、大腿、臀部脂肪。
3.伸展胸部、背部、腿部肌肉。4.強化腰部肌肉，讓上、下半身達到完美平衡。

1 預備站姿。 雙腳併攏，膝蓋打直。雙手置於身體兩側。脊椎打直，挺胸。

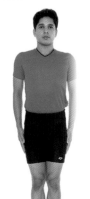

2 雙腳分開，大約六十至九十公分，視自己身高調整寬度。腳尖朝前。

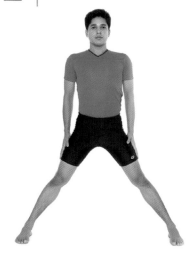

3 吸氣，雙手向上抬與肩膀同高，與地板平行。左腳尖向左轉九十度，右腳尖微微向左轉十五至三十度。

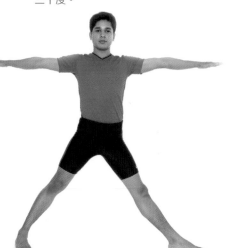

4 吐氣，上半身向左轉。

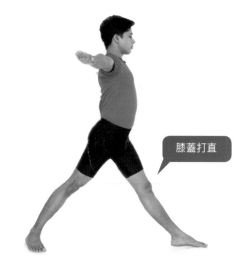

膝蓋打直

5 | 上半身下彎，與地板平行。脊椎打直，上半身呈一直線。

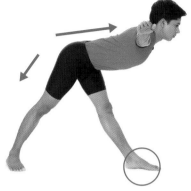

腳掌踩穩地面

6 | 以右手抓左腳踝或左小腿。左手向上伸直，指尖朝上，雙眼注視左手指尖。此時，持續伸展背脊，膝蓋打直，身體重量平均分配於雙腿。停留五至七個吸吐。吸氣，回到站姿。休息兩至三個吸吐。左右換邊，重複上述步驟。

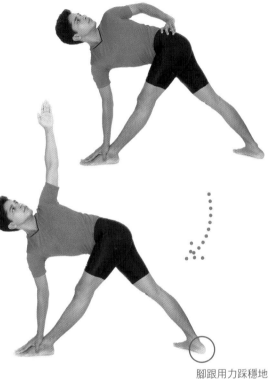

腳跟用力踩穩地

注意事項

身體、雙腿、雙手應維持在同一個平面上，感覺腿部肌肉伸展。

戰士式 I | Virabhadrasana 1

詳見第 84 頁説明。

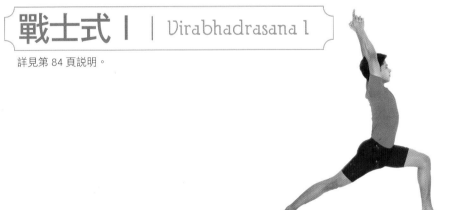

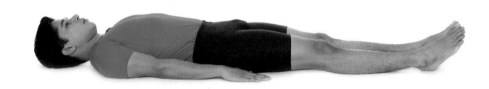

半犁式 | Ardha Halasana

1 平躺，雙腳併攏，雙手放在身體兩側，掌心朝下。身體呈一直線，全身放鬆。

2 吸氣，將雙腿抬高，與地板呈九十度垂直。停留五至七個吸吐。

腳跟、腳趾用力向上伸

膝蓋打直

大腿繃緊

臀部貼地

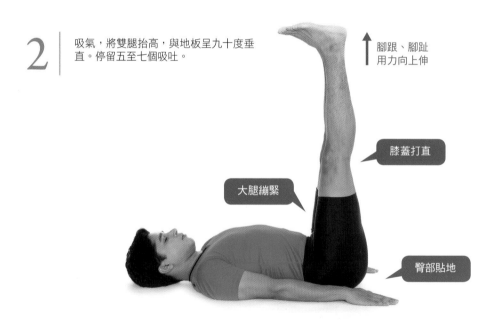

 注意事項

1. 如果雙腳需要支撐力量，也可以雙手抓扶大腿。
2. 有背部問題的人應避免此姿勢，或採取屈膝姿勢。

風箱式呼吸法 | Bhastrika Pranayama

1 基本盤腿坐姿。脊椎打直，挺胸，頭擺正。

2 以右手拇指按住右鼻孔，從左鼻孔用力吸氣、吐氣。吸氣和吐氣時，由鼻子發出急促的換氣聲。進行十至十五個吸吐。吸吐時，應使用腹部力量，肚子隨著呼吸收放，此時胸口保持不動。完成後，左鼻孔再做一次深吸氣。

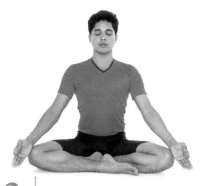

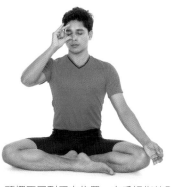

3 以右手無名指按住左鼻孔。低頭下巴朝鎖骨方向輕輕下壓，閉氣五至十秒。

4 頭擺正回到原本位置。右手拇指放鬆，打開右鼻孔。換右鼻孔吸吐，重複動作 2。

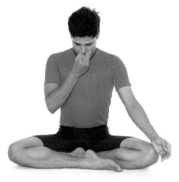

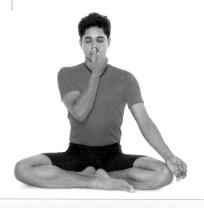

注意事項

1. 此動作手印、坐姿和「前額淨化呼吸法」類似，但呼吸方式不同，練習時請務必仔細閱讀。
2. 此呼吸法應在老師的指導下方能進行。有心臟疾病與高血壓的人應避免。如果練習時有暈眩、頭痛、呼吸困難等不適狀況，應立刻停止。
3. 如果閉氣練習有困難時，最好只練習打開右鼻孔的吸吐。

攤屍式 | Shavasana

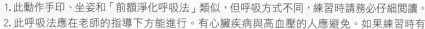

最後以本動作作為課程的結束動作，詳見第 16-17 頁說明。

五
提神醒腦，改善低血壓

　　低血壓的形成不外乎是血壓過低，血液不能順利運輸到身體各部位，造成器官機能衰弱。特定疾病，例如心臟病、中風、腎衰竭等，也可能引發低血壓。不可否認地，你的生活習慣也會有相當的影響，像是過度飲酒、服用藥物等等。

　　暈眩和休克是低血壓常引發的症狀，常發生於長時間臥躺、端坐，或突然站起來的時候。女性在懷孕期間，更容易因為賀爾蒙分泌改變，受到低血壓影響，這也是為什麼孕婦容易感到疲憊還有頭暈目眩的禍因。

　　以下提供的幾個體位法練習可以伸展、按摩腹部器官，增強心臟和核心器官的血液循環，達到預防低血壓的效果。　如果想要特別加強腦部血液循環，可以練習扭轉三角式。練習這個體位法時，由於你的頭部低於心臟，血液將更快速的回流腦部，幫助你提神醒腦。

　　本課程共有十三個動作：

　　1. 拜日式第一到五式→ 2. 風吹樹式→ 3. 半月式→ 4. 椅子式（直手屈膝）→ 5. 站姿直腿前彎式（屈膝）→ 6. 屈膝下犬式→ 7. 眼鏡蛇式→ 8. 單腳弓式→ 9. 抱腿船式→ 10. 頭碰膝式→ 11. 前額淨化呼吸法→ 12. 風箱式呼吸法（進階）→ 13. 攤屍式

　　可依個人時間選擇其中部份動作練習，或是練習完全套動作效果最佳！

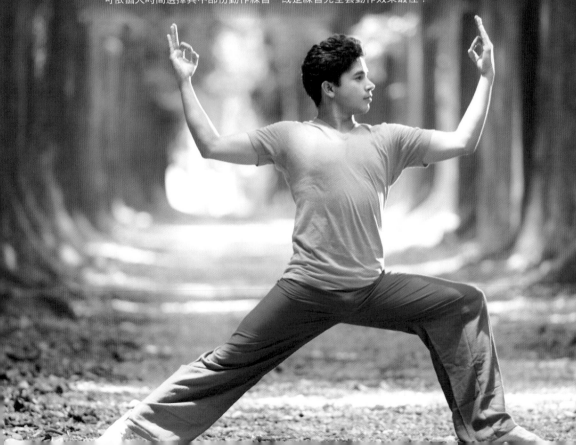

拜日式第一到五式 | Surya Namaskara 1-5

詳見第 27 ～ 29 頁說明。練習拜日式第一到五式，再從第五式往前做到第一式，
如此成為一小拜日循環練習。重複第二次時，左、右腳換邊，其中第二式半月式
以椅子式取代。重複練習五次。

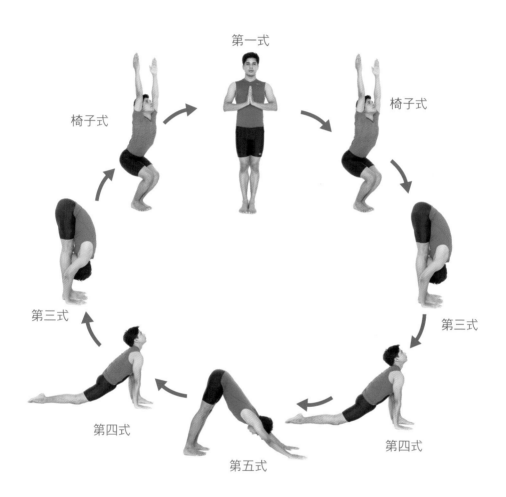

第一式

椅子式

椅子式

第三式

第三式

第四式

第四式

第五式

風吹樹式 | Tiryaka Tadasana

1 預備站姿。雙腳併攏，膝蓋打直。雙手置於身體兩側。脊椎打直，挺胸。

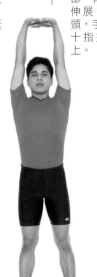

2 雙腳打開與肩同寬。吸氣，將大腿、臀部、背部、胸部向上伸展。雙手高舉過頭，手臂貼緊耳朵，十指交扣，掌心朝上。

3 吐氣，從腰部以上，慢慢向右邊傾斜。此時身體應維持在同一平面，上半身不要前傾或後仰。停留五至七個吸吐。放鬆，左右換邊，重複上述步驟。

雙手臂往左側伸展

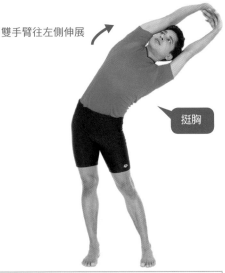

挺胸

半月式 | Ardha Chandrasana

詳見第 93 頁說明。

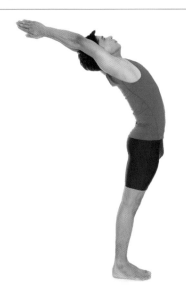

椅子式（直手屈膝）｜ Utkatasana (hands front)

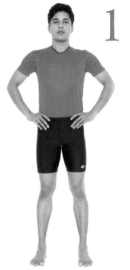

1 預備站姿。雙腳與肩同寬，雙手插腰。脊椎打直，挺胸。

2 屈膝，吐氣，上半身前彎。脊椎打直，感受大腿肌肉伸展。

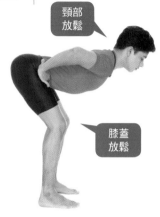

頸部放鬆

膝蓋放鬆

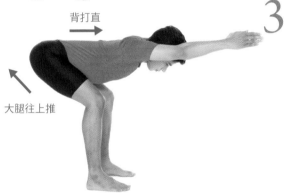

背打直 →

↖ 大腿往上推

3 雙手打直放在頭部兩側，手臂貼近耳朵。持續將大腿與臀部向上抬高，臉朝下。此時，大腿肌肉應該感到微微緊繃，脊椎應與地面平行。停留五個吸吐。雙手插腰，慢慢回到站姿。

站姿直腿前彎式（屈膝）
Pad Hastasana (bend knees)

詳見第 94 頁說明。

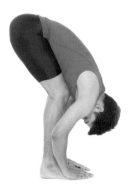

屈膝下犬式 | Adho Mukha Svanasana (bend knee)

1 貓式。雙手、雙腳打開與肩同寬，趴跪在地上。掌心貼地，十指向外張開。

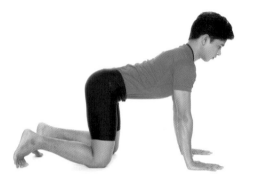

2 大腿、臀部向上抬高，頸部放鬆，頭放在雙手之間。

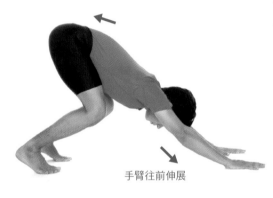

手臂往前伸展

3 手肘打直，大腿貼近腹部。膝蓋彎曲，腳跟離地，腳尖踩地，將臀部再向上抬高。停留五至七個吸吐後，回到嬰兒式放鬆。練習兩到三回。

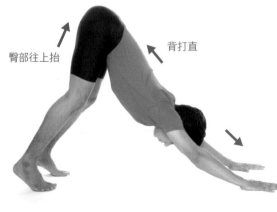

臀部往上抬　　　　　背打直

眼鏡蛇式 | Bhujangasana

療癒效果 1.按摩腹部肌肉，伸展脊椎。2.伸展橫隔膜肌肉，調理消化系統。
3.促進腹部血液循環。

1 趴姿，雙腳與臀部同寬，雙手放在身體兩側，掌心向上，額頭貼地。

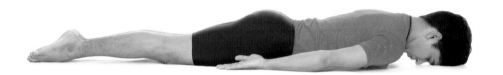

2 將手掌放在肩膀下方，手肘朝上。肩胛骨內縮互相靠近。

肩胛骨內縮

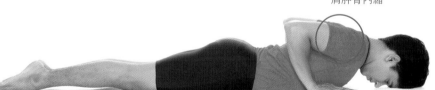

注意事項

有背痛困擾的人，可以選擇改用手肘支撐身體。將手肘平放在地面，挺胸，深呼吸。停留五個吸吐，接著放鬆手臂，將額頭貼地。

3 | 吸氣，掌心貼地，以手臂力量撐起頭部、胸部、上腹部。

手臂靠近身體

挺胸

手臂往下用力

4 | 挺胸，雙手打直。下巴微微抬高四十五度，停留五至七個吸吐。

背部放鬆

雙腿打直

單腳弓式 | Eka Pad Dhanurasana

1 | 趴姿，雙手放在身體兩側，掌心向上，額頭貼地。雙腳與臀部同寬。

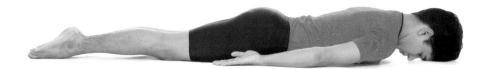

2 | 吸氣，右膝彎曲，將右腿向上彎。

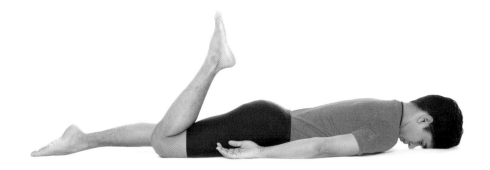

3 | 以右手抓右腳踝。盡可能的將右肩膀打開。左手向前伸直。保持正常吸吐。

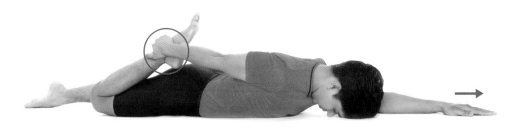

4 吸氣，右腳、右手、右胸口向上伸展，
下巴抬高。

小腿用力往外伸展 ←

大腿
往上用力

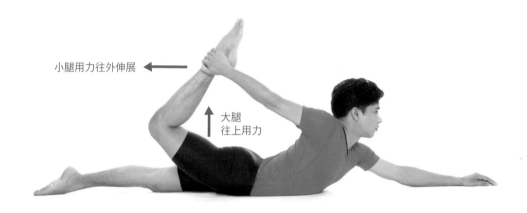

5 左手與左腿打直，向上抬高，以腹部
支持並維持平衡。感覺脊椎與大腿肌
肉的伸展。停留五至七個吸吐。吐氣，
回到放鬆姿勢。

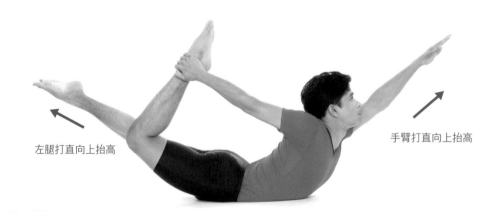

左腿打直向上抬高

手臂打直向上抬高

抱腿船式 | Naukasana (holding thighs)

療癒效果 1.快速燃燒腹部、背部與大腿脂肪。 2.加強心肺功能，促進消化系統。
3.強化腰部肌肉，讓上、下半身達到完美平衡。

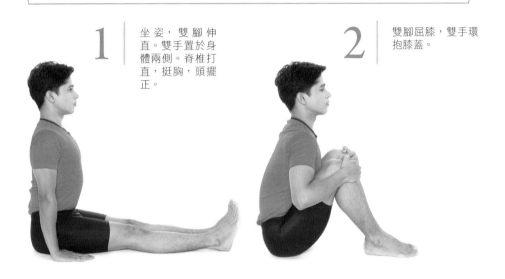

1 坐姿，雙腳伸直。雙手置於身體兩側。脊椎打直，挺胸，頭擺正。

2 雙腳屈膝，雙手環抱膝蓋。

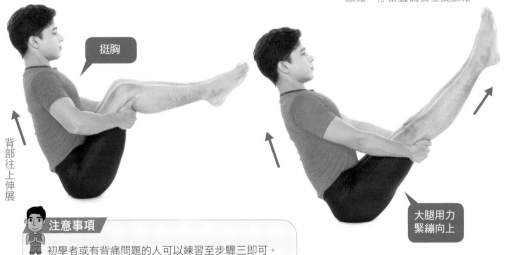

3 雙手環抱大腿後側，將小腿抬高。大腿貼近腹部，膝蓋貼近胸口。

4 慢慢將雙腿伸直。以臀部為平衡點，將胸部、背部向上伸展。上半身、雙腳與地板呈四十五度。頭擺正，頸部肌肉放鬆。停留五個吸吐後放鬆。

挺胸

背部往上伸展

大腿用力緊繃向上

注意事項
初學者或有背痛問題的人可以練習至步驟三即可。

頭碰膝式
Janushirasana

詳見第 80 頁說明。

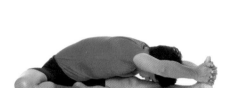

前額淨化呼吸法
Kapalbhatii

詳見第 89 ～ 90 頁
說明。

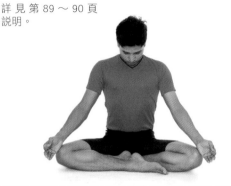

風箱式呼吸法（進階）| Bhastrika Pranayama

請參考 113 頁說明。當完成 113 頁的左、右手練習後，持續練習兩邊鼻孔吸吐的風箱呼吸法。
右手放鬆放在膝蓋上。兩邊鼻孔用力吸氣，再用力吐氣。吸吐時，發出急促的換氣聲。進行
十至十五個快速吸吐。然後右手無名指與拇指分別按住左右兩個鼻孔，低頭下巴朝鎖骨方向
輕輕下壓，閉氣五至十秒。完成後，右手放鬆，頭擺正。休息五至六個吸吐，重複以上步驟。
此為一套練習，每次練習二至三套。視情況而言，練習套數可逐次累加。

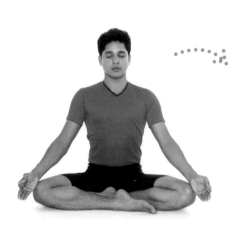

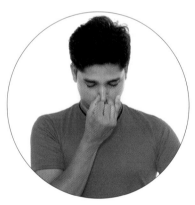

攤屍式 | Shavasana

最後以本動作作為課程的結束動作，詳見第 16-17 頁說明。

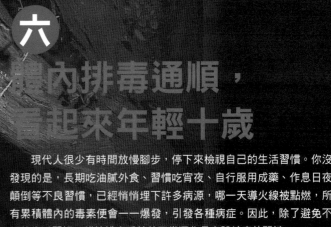

六

體內排毒通順，
看起來年輕十歲

現代人很少有時間放慢腳步，停下來檢視自己的生活習慣。你沒發現的是，長期吃油膩外食、習慣吃宵夜、自行服用成藥、作息日夜顛倒等不良習慣，已經悄悄埋下許多病源，哪一天導火線被點燃，所有累積體內的毒素便會一一爆發，引發各種病症。因此，除了避免不好的生活習慣，維持排毒系統的正常運作是身體健康的關鍵。

我們主要是透過血液循環系統、消化系統和淋巴系統來排除累積在體內的廢棄物與毒素。血液循環系統，把含氧血帶至身體的每一處，也會代謝細胞的廢棄物。消化系統負責從食物汲取營養，並將多餘、無用的物質排泄掉。至於淋巴系統的功用是蒐集細胞液，把有害物質從血液裡分離出來。

許多人對於「排毒」的認知，仍停留在「這是一個間歇性的程序」，認為身體只會在某個時段排放毒素和廢棄物。但事實是：身體無時無刻都在進行排毒。 當我們每吐一口氣、每上一次廁所，都在去除體內的廢物與廢氣，讓身體得以繼續健康地活動。甚至連流汗、哭泣也算是排毒過程中的一部分，因此，規律的運動和適當地抒發情緒都是維持健康生活的關鍵。

以下提供的瑜珈體位法，可以直接按摩腹部和消化、淋巴、泌尿系統，並間接促進心肺功能，讓呼吸更順暢，並且促進解毒系統，從內到外全面性的提升你的體質。通順的排毒，讓肌膚光滑紅潤、更有彈性而不顯老，排除了體內廢物，身體線條自然緊緻結實，甚至體內新陳代謝順暢，便不會有便秘的困擾。

當然，瑜珈不只對身體有益，在精神層面也有提升效果。不論是體位法或是呼吸法，你都可以透過練習瑜珈獲得正面能量、淨化心靈並且釋放壓力。心靈不憂鬱，身體自然就輕盈了起來。每天早上泡一杯蜂蜜溫開水（還可以用些許檸檬汁調整甜味），也可以整腸健胃，代謝腸道隔夜的廢棄物，讓你一早就有好氣色！

本課程共有十六個動作：

1. 轉臀運動→ 2. 腿部旋轉→ 3. 背部擺動→ 4. 貓式（配合吸吐）→ 5. 拜日式→ 6. 山式站姿→ 7. 腰轉式→ 8. 椅子式（腳跟離地）→ 9. 站姿直腿前彎式（開腿屈膝）→ 10. 下犬式→ 11. 虎式→ 12. 開腿前彎英雄式→ 13. 單腳腿壓腹部排氣式→ 14. 肩立式→ 15. 消化火潔淨法→ 16. 攤屍式

可依個人時間選擇其中部份動作練習，或是練習完全套動作效果最佳！

轉臀運動 | Hip Rotation

1 | 預備站姿，雙腿打開與肩同寬，雙手插腰。

2 | 用手把臀部向前推出，感覺骨盆前推，身體上半身挺直。吸氣，臀部向左逆時鐘繞轉至後方。

3 | 吐氣，再從後方繞回前面。配合吸吐，逆時鐘轉五圈，再反方向順時鐘轉五圈。

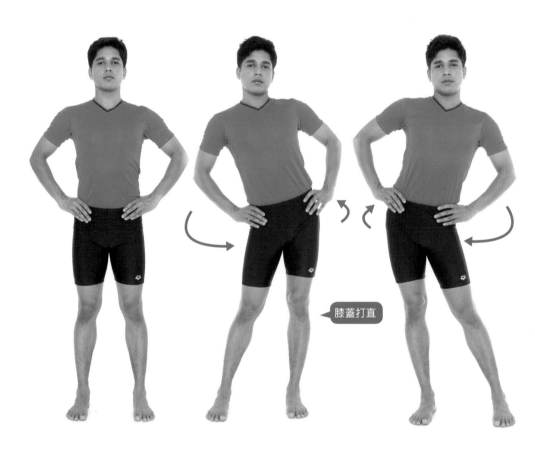

膝蓋打直

腿部旋轉 | Leg Rotation

1 │ 平躺，雙腿伸直，雙手放在身體兩側。

2 │ 右腿抬高呈九十度與地板垂直。

膝蓋打直

3 │ 以臀部為圓心。吐氣，右腿向右順時鐘轉至
六點鐘方向。吸氣，從六點鐘方向順時鐘轉
回原位。配合吸吐，順時鐘轉五圈，再反方
向逆時鐘轉五圈。 接著，再換左腿旋轉。

注意事項

腿部繞轉時，儘量繞大圈一點。
背痛的人則應該避免這項練習，
或儘量將膝關節放鬆。

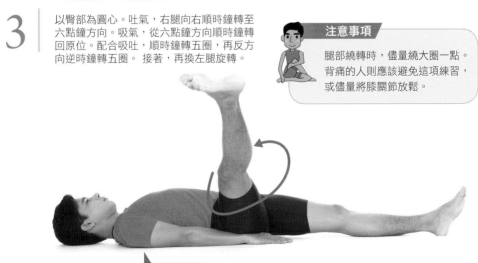

身體不要移動

背部擺動 | Rocking & Rolling

詳見第 76 頁說明。

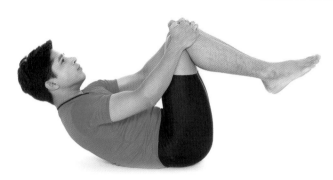

貓式（配合吸吐）| Marjari Movement

1 金剛坐姿。膝蓋併攏，雙手放在膝蓋上。挺胸，背脊打直，頭擺正。
正常吸吐，全身放鬆。吐氣，上半身前彎，雙手向前伸直，掌心
貼地。雙眼看掌背。身體放鬆，休息兩至三個吸吐。

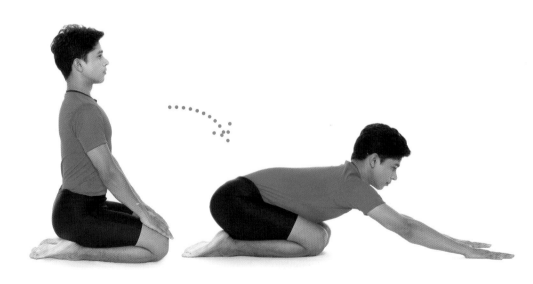

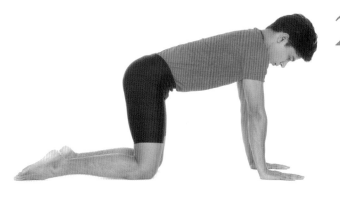

2 雙手打直，以手臂力量撐起身體，臀部抬高，大腿、雙手與地板垂直、與肩同寬。背部平行於地板。

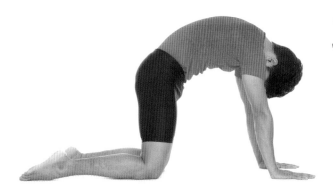

3 吐氣，低頭下巴朝胸部輕輕下壓。腹部向天花板方向內縮、抬高，背部微微向上拱起。

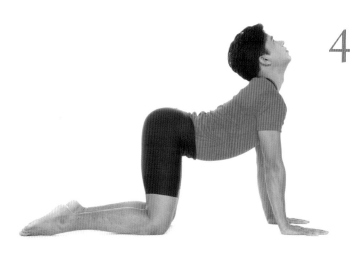

4 吸氣，頭抬高，挺胸。尾椎、腹部向地板下壓，上背部向上伸展，背部微微彎曲。手肘打直，身體不應歪斜，身體重量平均分配於手臂及膝蓋。配合吸吐重復3、4的動作五至七次。

拜日式
Surya Namaskara

詳見第 27 ～ 33 頁說明。

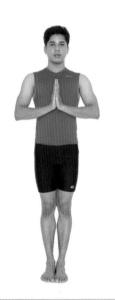

山式站姿
Tadasana

詳見第 54 頁說明。

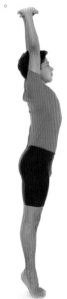

腰轉式 | Kati Chakrasana

詳見第 55 頁說明。

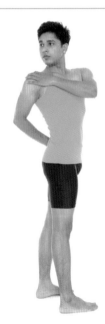

椅子式（腳跟離地） | Utkatasana (heels up)

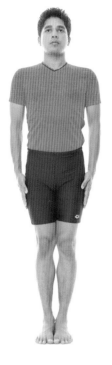

1 | 預備站姿。雙手置於身體兩側。脊椎打直，挺胸，頭擺正。雙腳與肩同寬。

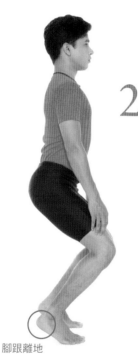

2 | 吐氣，膝蓋微彎，腳跟離地。

腳跟離地

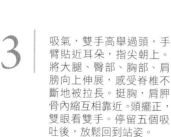

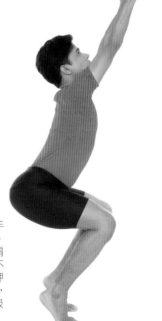

3 | 吸氣，雙手高舉過頭，手臂貼近耳朵，指尖朝上。將大腿、臀部、胸部、肩膀向上伸展，感受脊椎不斷地被拉長。挺胸，肩胛骨內縮互相靠近。頭擺正，雙眼看雙手。停留五個吸吐後，放鬆回到站姿。

站姿直腿前彎式（開腿屈膝）
Pad Hastasana (bend knees, head between legs)

1 預備站姿。雙腳併攏，膝蓋打直。雙手置於身體兩側。脊椎打直，挺胸。

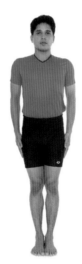

2 雙腳與肩同寬。吸氣，雙手抬高，指尖朝上，將胸部、臀部、大腿向上伸展。

身體向上伸展

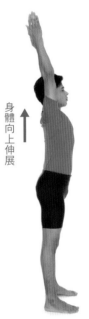

3 吐氣，膝蓋微彎，上半身向前下彎。腹部貼近大腿，臀部向上提，讓背脊持續伸展。

脊椎向下伸展

腹部貼近大腿

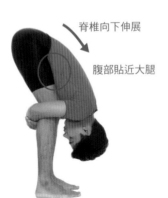

4 頭部放在雙腿之間，保持頸部放鬆。雙手抱頭。停留五至七個吸吐。

大腿用力往上

脊椎往下伸展

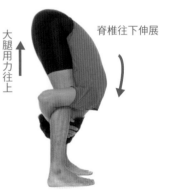

注意事項

有背痛的人應避免此動作。練習中背部感覺不舒服，停留在步驟 3。

下犬式 | Adho Mukha Svanasana

詳見第 29 頁的説明。

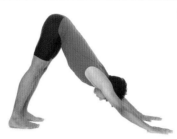

虎式 | Vyaghrasana

1 貓式，掌心貼地、手臂伸直，膝蓋著地、大腿打直，趴跪在地面。

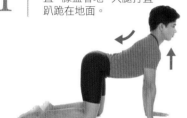

2 將身體重量放在右手，挺胸，將右腳向後伸直，往上舉起。雙眼向前看。

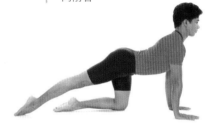

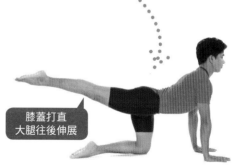

膝蓋打直
大腿往後伸展

3 左手向前伸直抬高與肩膀同高。保持身體平衡，並持續將右腳向後、左手向前伸展。感受脊椎、背部及腿部的伸展。停留五至七個吸吐。吐氣，放鬆，回到貓式。左右換邊，重複上述步驟。

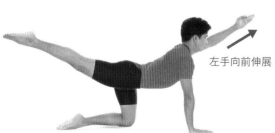

左手向前伸展

開腿前彎英雄式 | Virasana (wide legs forword bend)

療癒效果 1.伸展脊椎，釋放長期坐姿累積的背部壓力，放鬆身心靈。
3.頭部低於心臟的姿勢，讓血液能回流到腦部，提神醒腦。

Chapter ② 打造好體質，由內而外更健康！

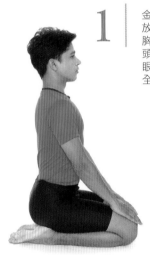

1 金剛坐姿。雙手放在膝蓋上。挺胸，背脊打直，頭擺正。閉上雙眼，正常吸吐，全身放鬆。

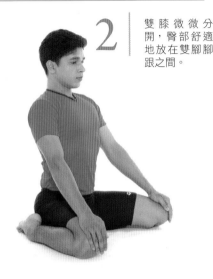

2 雙膝微微分開，臀部舒適地放在雙腳腳跟之間。

3 雙手放到身體前面，掌心貼地，帶動上半身向前延伸。

肩膀往後打開

胸部打開

4 視柔軟度持續將雙手與身體向前伸展，直到額頭、鼻子貼地。臀部靠近腳跟。停留五至七個吸吐。

頸部放鬆

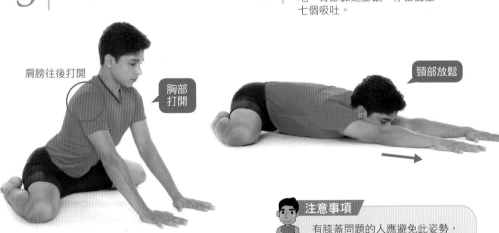

注意事項

有膝蓋問題的人應避免此姿勢，或可以坐在枕頭上練習。

單腳腿壓腹部排氣式 | eka pad pawanmuktasana

1 平躺，雙腳伸直，雙手放在身體兩側。

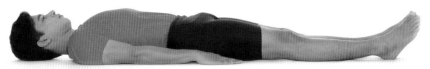

2 右腳彎曲。

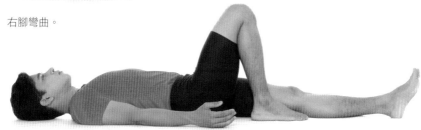

3 雙手環抱右膝，右腳腳跟離開地面。

4 吐氣，將右腳貼近身體，大腿貼近腹部、膝蓋貼近胸部。臉放鬆、頭擺正，停留五個吸吐。左右換邊，重複上述步驟。

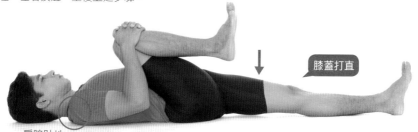

膝蓋打直

肩膀貼地

注意事項

有背痛問題的人不要過度伸展腿部，避免造成膝蓋、下背部傷害。

肩立式 | Sarvangasana

療癒效果 1. 增加頸部肌肉柔軟度，刺激頸部、腦部神經，並加速頭部血液循環。
2. 釋放心理壓力，讓人心平氣和、神清氣爽。

1 平躺，雙腳併攏，雙手放在身體兩側，掌心貼地，身體呈一直線。

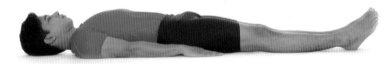

2 屈膝，抬高雙腳，大腿貼近腹部。

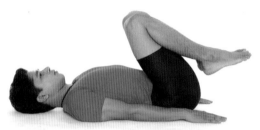

3 吸氣，運用腹部力量，慢慢將臀部、背部抬離地面，使上半身與地面呈九十度，雙腳高舉過頭。

頸部放鬆

手肘盡量靠近

4 雙手扶背，指尖朝上，支撐身體重量並給予身體向上抬高的力量。輕輕將胸部推向下巴。慢慢將雙腳抬高至與地面垂直，帶動全身持續向上伸展。停留五至七個吸吐後放鬆。放鬆時，先將雙腳屈膝，接著放鬆雙手，雙手撐地依序將上背部、下背、尾椎、臀部、雙腳放回地面，回到平躺姿勢。

雙腳向上伸直

Chapter ❷

打造好體質，由內而外更健康！

消化火潔淨法 | Agnisara Kriya

1 | 基本盤腿坐姿。

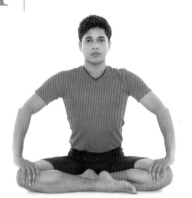

2 | 吐氣，雙手放在膝上，手肘微彎，挺胸。做一個深呼吸把肺部氣體完全排出體外，將下巴向胸部方向下壓。臉部肌肉放鬆。

> 肩膀往上提

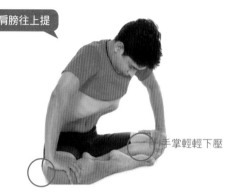

手掌輕輕下壓

3 | 閉氣停息，快速地將腹部肌肉一縮一放，直到需要呼吸為止再停止腹部縮放。然後抬頭回到中間後吸氣。等到呼吸恢復正常後，再進行下一回的練習。

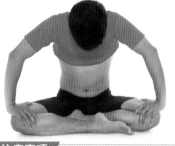

注意事項

1. 閉氣練習腹部肌肉縮放時，應該避免用力憋氣。憋氣會造成身體肌肉緊繃，反而就無法專注於腹部肌肉的練習。

2. 初學者一開始可能會覺得很累且無法有效做腹部收放的運動，經過長時間練習後方可獲得對腹部肌肉的掌控。

攤屍式 | Shavasana

最後以本動作作為課程的結束動作，詳見第 16-17 頁說明。

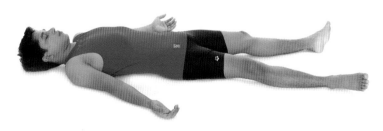

七

輕鬆消除腿部水腫，
雙腳更靈活

　　你是否有過搭乘長途飛機後，雙腳浮腫，穿上鞋子覺得緊繃不已？或是因為工作性質靜態，經過久坐、久站後，感到小腿腫脹？這些都是身體水腫的症狀，而腿部更是容易產生水腫現象的部位。水腫是因為身體長期處於靜止狀態，血液流動速度下降，體內物質交換的效率跟著下降，造成水分和廢物堆積。孕婦、習慣駝背的人也會身體姿勢擠壓到腎臟與泌尿系統，間接導致血液或淋巴循環迴流不暢，形成身體水腫。

　　藉由伸展下半身肌肉、按摩腿部淋巴，你也可以輕鬆練瑜珈消腿部水腫。以下介紹的體位法不僅達到幫助消除身體腫脹不適，更能強化下半身肌群，增加腿部靈活度。不過引發水腫的原因很多，需要先找出禍因，對症下藥才能成功消除水腫。

　　本課程共有七個動作：

　　1. 轉臀運動→ 2. 舉臂式→ 3. 單車運動→ 4. 腿部交替運動→ 5. 磨麥式
→ 6. 半犁式→ 7. 攤屍式

　　可依個人時間選擇其中部份動作練習，或是練習完全套動作效果最佳！

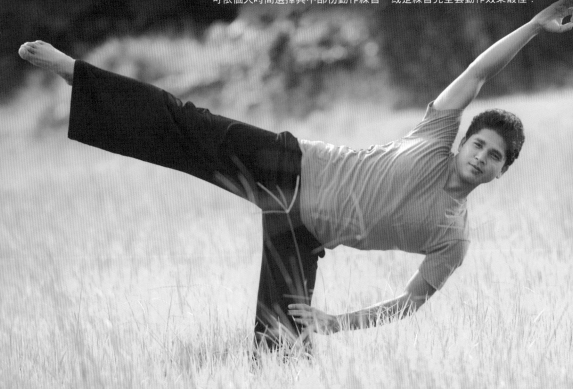

轉臀運動 | Hip Rotation

詳見第 48 頁說明。

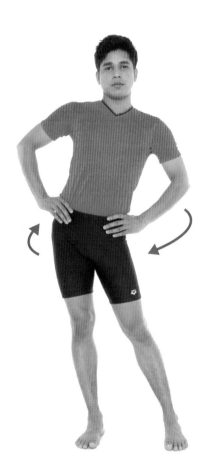
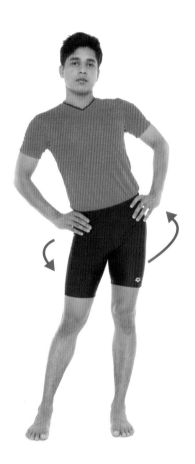

舉臂式 | Hasta Uttanasana

1 　預備站姿。 雙腳併攏或微開站立，膝蓋打直。雙手置於身體兩側。脊椎打直，挺胸。

2 　吸氣，雙手高舉過頭，掌心朝內。將脊椎、雙手、胸部、腹部向上伸展。身體從腰部到指尖應呈一直線。頭稍後仰，下巴抬高。停留五個吸吐後放鬆。感受肩膀肌肉與上手臂在雙手上舉時與放鬆時的一收一放。

打造好體質，由內而外更健康！

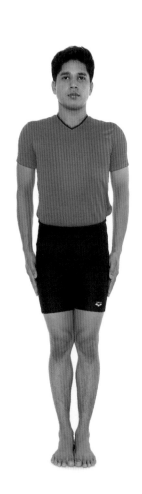

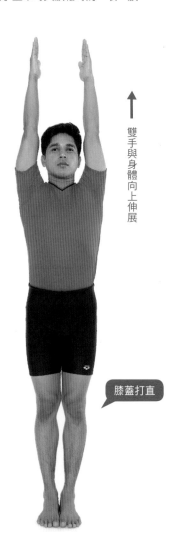

雙手與身體向上伸展

膝蓋打直

單車運動 | Bicycling

1 平躺。雙腳伸直。雙手置於身體兩側。頭擺正，身體呈一直線。

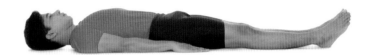

2 上半身微微抬高，將手肘彎曲呈九十度，放在肩膀正下方，下手臂貼地支撐。

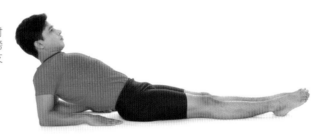

3 左腳伸直抬高四十五度，右膝微彎。

膝蓋靠近胸部

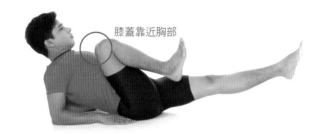

4 接著右腳伸直抬高四十五度，左膝微彎。雙腿像騎單車往前踩，進行十次。再反方向進行十次。

腳尖朝內

腳跟往外

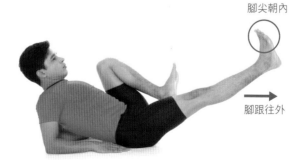

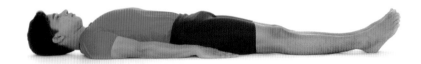

腿部交替運動 | leg crossing

1 平躺。雙腳伸直。雙手置於身體兩側。頭擺正，身體呈一直線。

2 上半身微微抬高，將手肘彎曲呈九十度，放在肩膀正下方，下手臂貼地支撐。雙腳抬高離地四十五度。

挺胸

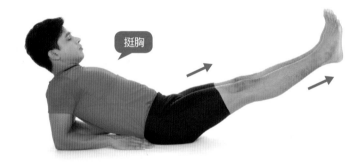

3 將右腳高舉跨過左腳。左腳高舉跨過右腳。隨著呼吸節奏，持續交叉雙腳。腿部交替時，膝蓋打直，雙腿維持在離地四十五度的高度。練習十次後，放鬆回到平躺姿勢。

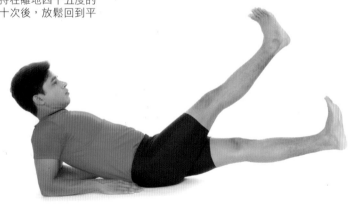

磨麥式 | Chakkichalan

療癒效果 按摩下腹部，促進循環、消除水腫

1 坐姿。雙腳向前伸直。雙手置於身體兩側。挺胸，頭擺正。

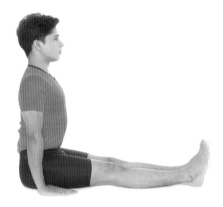

2 雙腿微開約三十公分，背脊打直。

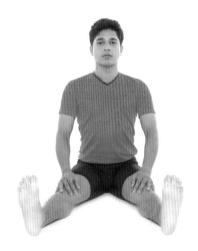

3 手臂抬高與肩膀同高，雙手互相交叉緊扣。肩膀放鬆。

手臂往前伸直

膝蓋打直

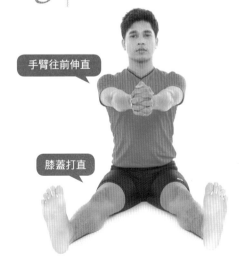

4 吸氣，雙手、上半身向後伸展。雙臂伸直。大腿肌肉拉緊、下壓貼緊地面。背部、腹部放鬆。

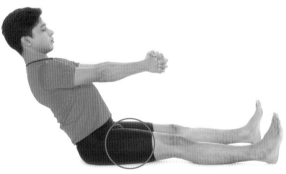

大腿緊縮，平貼地面

5 | 吐氣，手肘不彎曲，雙手、上半身向左腳前彎伸展。

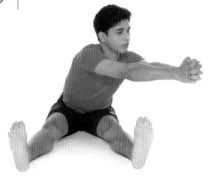

6 | 持續由左向前伸展畫圈。上半身前傾，背部打直，持續伸展脊椎。

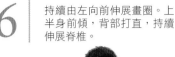
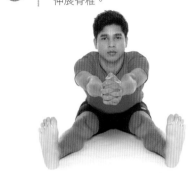

7 | 吸氣，雙手、上半身來到右腳，前彎伸展。再由右向後畫圈，回到步驟 4。此練習是以腰部為中心點，想像上半身是一個圓圈。如此順時鐘畫十到十二個圓圈後，再逆時鐘畫十到十二個圓圈。

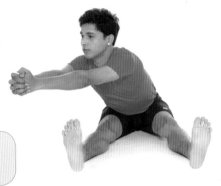

注意事項

身體向後伸展時，雙腳打直、腳跟著地。

半犁式 | Ardha Halasana (or with wall)

詳見第 112 頁説明。

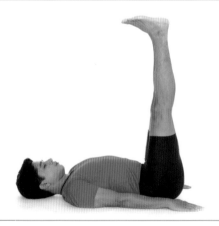

攤屍式 | Shavasana

最後以本動作作為課程的結束動作，詳見第 16-17 頁説明。

八
舒緩經期不適，快樂迎接好朋友

當月經來潮時，特別是在經期的頭三天，應避免激烈運動。即使妳已經練瑜珈很久了，認為自己的身體可以應付，但在月經剛來的時候，仍應盡可能不要練習瑜珈。如果還是很想練習，應該選擇一些比較放鬆、簡單的體位法，並且避免任何倒立的姿勢。比較放鬆的體位法包括：攤屍式、嬰兒式，還有一些腹部呼吸法，這些姿勢及呼吸法可以減緩月經來潮的不適感。但是因為每個人身體情況不一樣，並不是每一個瑜珈姿勢都適合經期的你練習。傾聽妳的身體，根據自己的狀況調整，不要勉強自己。

本課程共有八個動作：

1. 攤屍式（毛毯輔助）→ 2. 側攤屍式→ 3. 嬰兒式→ 4. 倒箭式→ 5. 貓式（配合吸吐）→ 6. 躺臥束角式（枕頭輔助）→ 7. 腹部呼吸法→ 8. 攤屍式

可依個人時間選擇其中部份動作練習，或是練習完全套動作效果最佳！

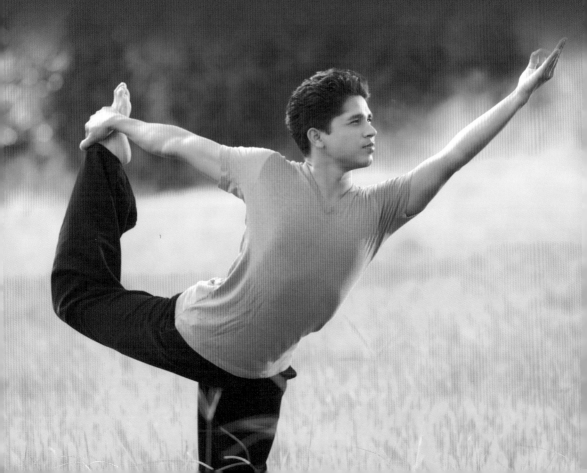

攤屍式（毛毯輔助） | shavasana (with blanket)

Chapter ❷

1 坐姿。雙腳彎曲。雙手放在膝蓋上。在背後的地板放一條摺疊的毛毯。脊椎打直，挺胸，頭擺正。

2 雙手放到背後支撐，慢慢將上半身後躺。

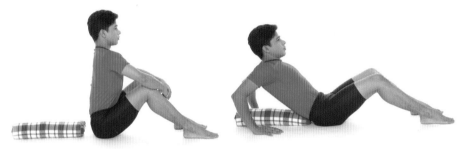

3 平躺到地上來到攤屍式。閉上雙眼。雙手放在身體兩側，和身體微微分開約十五公分，掌心朝上。雙腿打開到自己舒服的寬度。頭部擺正與脊椎呈一直線，臉朝上不應偏向任何一邊。停留五分鐘。

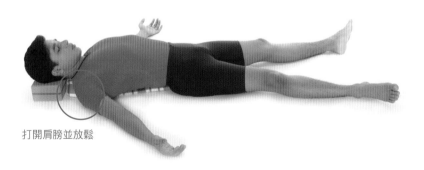

打開肩膀並放鬆

打造好體質，由內而外更健康！

 注意事項

可以在頭部下面放置瑜珈磚，讓頸部、頭部更放鬆。

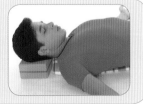

側攤屍式 | Parshvashavasana

1 趴姿，身體呈一直線。雙腳伸直。雙手置於身體兩側。頭擺任一方向。

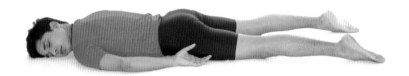

2 左膝彎曲，將左大腿向腹部靠近。右腳伸直。雙手微彎，放在頭部兩側。此時，髖部、背部、胸部應維持貼地，不離開地面。頭向左轉，閉上雙眼，全身放鬆。維持此姿勢三分鐘，保持相同吸吐節奏。左右換邊，重複上述步驟。

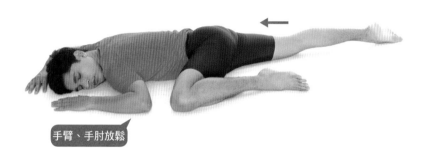

手臂、手肘放鬆

注意事項

如果覺得不舒服，可以把小毯子墊在頭部下方。

嬰兒式 | Balasana

詳見第 69 頁說明。

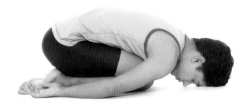

倒箭式 | Viparit Karaniasana

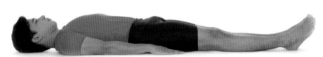

療癒效果 1.雙腳抬高可以加速血液回流心臟，促進血液循環，同時也活化下半身經絡淋巴系統。
2.預防口鼻相關疾病。伸展頸部肌肉，按摩頸部淋巴結。

1 平躺，雙腳併攏，雙手放在身體兩側，掌心朝下。身體呈一直線，肩膀放鬆。

2 屈膝，抬高雙腳，大腿貼近腹部。

肩膀平貼地面

3 吸氣，運用腹部力量，慢慢將臀部、背部抬離地面，雙腳高舉過頭。上半身微微前頃，與地板成六十度角。以手臂支撐背部，指尖朝上，將上半身向上抬。

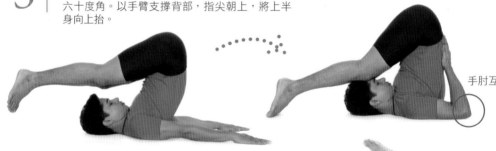

手肘互相

4 膝蓋打直，雙腿與地板垂直。此時，應避免頸部肌肉過度緊繃。放鬆臉部與頸部肌肉。停留在此姿勢五至六個吸吐。完成後，先屈膝，慢慢放鬆手臂支撐力量，上半身回到平躺姿勢。雙腿伸直，身體放鬆。

注意事項

1. 初學者可以雙腳放鬆，膝蓋不須打直。
2. 在練習此體位法時，下腹部不可過於使力，要保持放鬆，由手臂支撐身體重量。生理期前三天避免練習此體位法。

手臂支撐背部

貓式（配合吸吐）| Marjariasana

詳見第 128 ～ 129 頁說明。

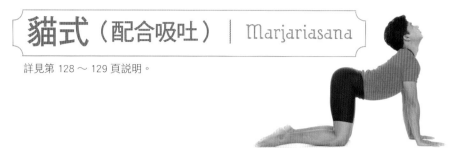

臥躺束角式（枕頭輔助）| Supta Baddha Konasana (with pillow)

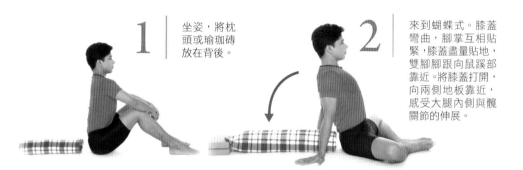

1 坐姿，將枕頭或瑜珈磚放在背後。

2 來到蝴蝶式。膝蓋彎曲，腳掌互相貼緊，膝蓋盡量貼地，雙腳腳跟向鼠蹊部靠近。將膝蓋打開，向兩側地板靠近，感受大腿內側與髖關節的伸展。

3 以雙手力量支撐，慢慢將上半身向後躺。枕頭的高度、位置，可依照自己身體舒服的程度調整。

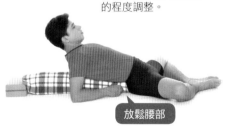

放鬆腰部

4 上半身平躺在枕頭上。感受大腿內側與髖關節的伸展。腹部、胸部微微向上伸展。頭擺正，喉嚨放鬆。閉上雙眼，鬆開雙手放在身體兩側，掌心朝上。保持正常吸吐，停留三至五分鐘。

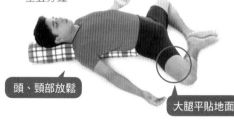

頭、頸部放鬆

大腿平貼地面

注意事項

1. 避免強壓你的膝蓋，而是將它放鬆，把你的注意力放在髖關節與鼠蹊部的伸展。當髖關節肌肉有足夠柔軟度時，膝蓋自然而然就會慢慢下降貼近地面。

2. 練習時如果覺得大腿內側肌肉太過緊繃或不舒服，可以在雙腳膝蓋下方放置瑜珈磚，避免膝關節與腿內側肌肉過度拉扯。

腹部呼吸法 | Abdominal Breathing

1 坐姿、或攤屍式放鬆平躺。吸吐保持正常，不要刻意用力。

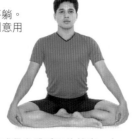

2 將左手掌放在肚臍上，感覺身體呼吸的節奏。右手放在膝蓋上。如果已經熟悉此呼吸法，手則可以維持原本放鬆姿勢。吸氣時，橫膈膜下降，左手隨著腹部膨脹而向上。

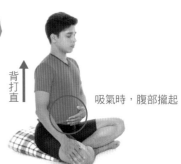

背打直

吸氣時，腹部攏起

3 吐氣時，橫膈膜上升，左手隨著腹部收縮而下降。左手不需用力，只需輕放在肚臍，感覺每一次的深層吸氣、吐氣。練習十至二十個吸吐。

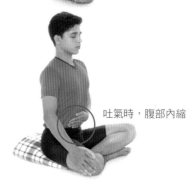

吐氣時，腹部內縮

注意事項

1. 在一吸一吐之間，胸口、肩膀都不會隨腹部起伏。如果是平躺練習，上背部應維持貼地。
2. 每一個吸吐都是緩慢且深層的。平躺時，吸氣肚臍上升到身體最高點，比胸口還高。吐氣，肚臍往地板方向內縮，達到身體最低點。

攤屍式 | Shavasana

最後以本動作作為課程的結束動作，詳見第 16-17 頁說明。

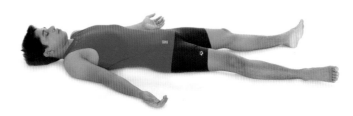

九
做好子宮保養，身心靈都幸福

　　很多女生都有月經不規則的問題，排除了病理疾病的成因，要改善經期不順，平時就必須做好子宮保養的工作。現代人的生活步調快、作息也常常日夜顛倒，身體該休息時卻無法休息。妳如果壓力大、睡眠不足、不注重飲食、或有其他不好的生活習慣，身體就已經在不知不覺中，和大自然運轉的方式漸行漸遠，想當然爾，子宮就沒辦正常、規律地運作。因此，子宮保養的第一步就是從調整作息、擁有好的生活習慣開始。而瑜珈練習是以一個更全面性的角度保護妳的子宮，它不僅會藉由調和身體機能來維護子宮，更可以幫助妳紓解經前症候群或月經來潮時的憂鬱、焦慮及疲憊感。當負面情緒得到排解，妳的抗壓性也會增強，身心靈三方面都因而獲得充分正面能量。

　　本課程共有九個動作：

　　1. 三角式→ 2. 屈膝頭碰膝式→ 3. 直腿前彎背部伸展之變化式→ 4. 弓式→ 5. 青蛙式─→ 6. 躺姿英雄式（枕頭輔助）→ 7. 屈膝犁式→ 8. 肩式→ 9. 攤屍式

　　可依個人時間選擇其中部份動作練習，或是練習完全套動作效果最佳！

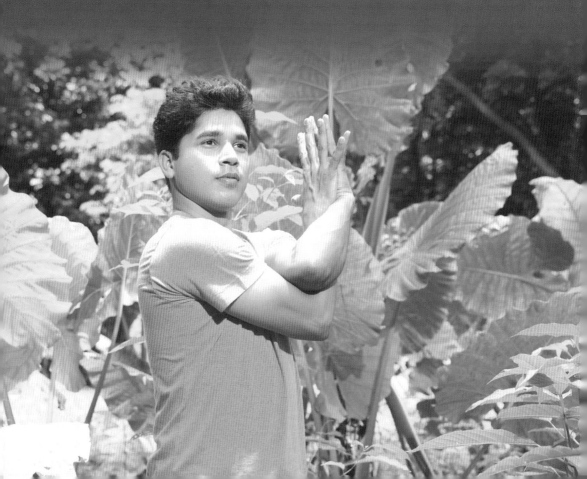

三角式 | Trikonasana

1 預備站姿。雙腳併攏或微開站立，膝蓋打直。雙手置於身體兩側。脊椎打直，挺胸。

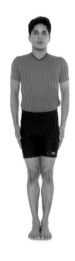

2 雙腳打開約六十至九十公分，視自己身高調整寬度。左腳掌向左轉九十度。雙手向兩側抬高與肩膀同高，微微彎曲左膝。

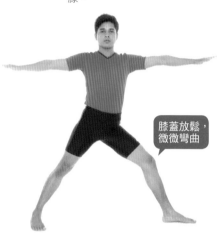

膝蓋放鬆，微微彎曲

3 吐氣，身體向左傾斜，左手抓左腳掌，右手向上打直，指尖朝上。此時，雙手應呈一直線。雙眼注視左手指尖。停留五至七個吸吐後，吸氣回到站姿。休息兩至三個吸吐。左右換邊，重複上述步驟。

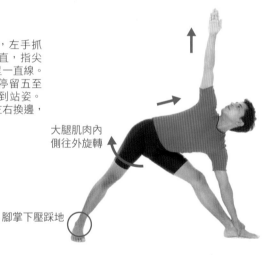

大腿肌肉內側往外旋轉

腳掌下壓踩地

注意事項

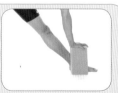

如果練習時有困難，可以利用瑜珈磚輔助。將瑜珈磚放在腳邊，身體傾斜時，將手掌放在瑜珈磚上。

屈膝頭碰膝式 | Janushirasana (bend knees)

療癒效果 活絡脊椎的神經與肌肉。改善心肺功能、經期不順、以及消化系統。

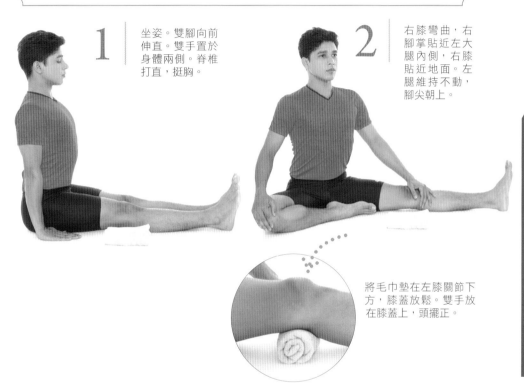

1 坐姿。雙腳向前伸直。雙手置於身體兩側。脊椎打直，挺胸。

2 右膝彎曲，右腳掌貼近左大腿內側，右膝貼近地面。左腿維持不動，腳尖朝上。

將毛巾墊在左膝關節下方，膝蓋放鬆。雙手放在膝蓋上，頭擺正。

3 吸氣，雙手高舉過頭。吐氣，上半身向前伸展，腹部貼近大腿，胸部貼近膝蓋，額頭貼近小腿。雙手抓腳趾，用手的力量持續將上半身向前彎。前彎時，感受後背部肌肉的伸展。停留五至七個吸吐。吸氣，回到坐姿。休息兩至三個吸吐。左右換邊，重複上述步驟。

大腿內側肌肉往外旋轉

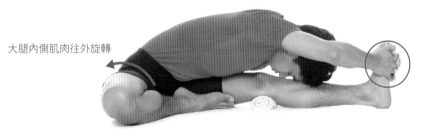

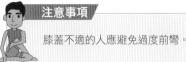

注意事項

膝蓋不適的人應避免過度前彎。

直腿前彎背部伸展之變化式
Paschimottanasana (hands under knees)

療癒效果 1.強化心臟肌肉，促進血液循環。2.按摩胰臟與腹部。3.燃燒背部、大腿、臀部與腹部脂肪。

打造好體質，由內而外更健康！

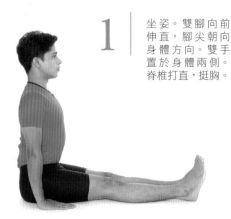

1 坐姿。雙腳向前伸直，腳尖朝向身體方向。雙手置於身體兩側。脊椎打直，挺胸。

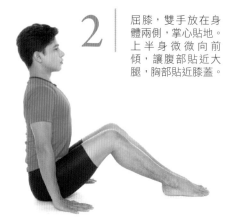

2 屈膝，雙手放在身體兩側，掌心貼地。上半身微微向前傾，讓腹部貼近大腿，胸部貼近膝蓋。

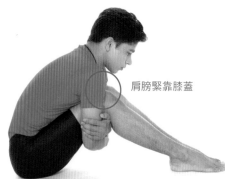

肩膀緊靠膝蓋

3 吐氣，雙手環抱大腿。身體往前伸展。

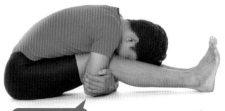

臀部和膝蓋放鬆

4 腳尖朝上，腳跟踩地。試著將雙腳打直，上半身前彎，讓大腿緊貼腹部。頭部輕放在雙腳之間。停留五個吸吐後，放鬆回到坐姿。練習兩回。

注意事項

1. 有背痛、脊椎問題的人應避免此姿勢。
2. 如果有困難，則停留在步驟 3 練習幾個吸吐。

弓式 | Dhanurasana

詳見第 87 頁說明。

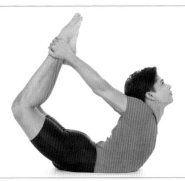

青蛙式一 | Mandukasana 1

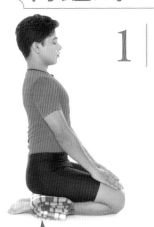

155

1 | 金剛坐姿。坐在腳跟上，膝蓋併攏。雙手放在膝蓋上。挺胸，背脊打直，頭擺正。

2 | 以四指包覆大拇指，雙手握拳放在大腿前端上，離肚臍約十公分的位置。大拇指朝上。肩膀放鬆。吸氣，將腹部、胸部、脊椎向上伸展。

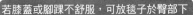
若膝蓋或腳踝不舒服，可放毯子於臀部下

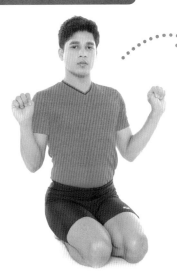

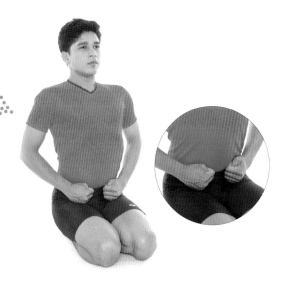

3 　吐氣，上半身前彎，腹部貼近大腿，胸部靠近膝蓋。拳頭夾在大腿與腹部之間，緊壓腹部。額頭慢慢地貼近地面，頸部與臉部保持放鬆，停留五至七個吸吐。

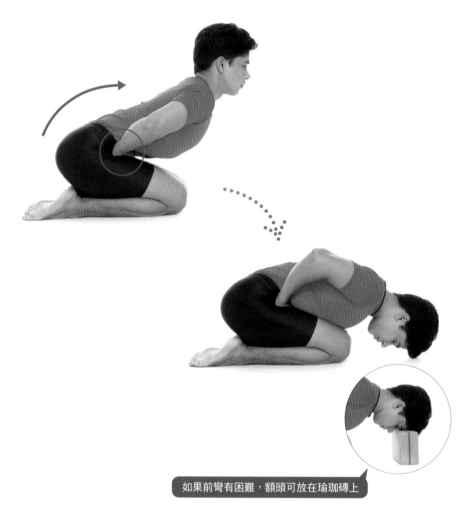

如果前彎有困難，額頭可放在瑜珈磚上

注意事項

1. 練習時若感到背痛或任何不適，應立即停止。
2. 如果想要練習進階動作，則在吐氣前彎後，閉氣，心中默數一到十，再吸氣放鬆。有心血管疾病、高血壓、腹部問題的人不應閉氣練習。

躺姿英雄式（枕頭輔助）| Supta Virasana (with pillow)

1 | 金剛坐姿，雙腿微微分開，臀部放在腳跟或坐在地上。調整臀部位置，讓自己舒服的坐著。在背後地板放置一個枕頭。

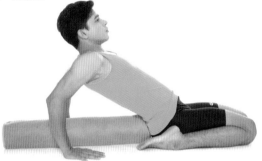

2 | 雙手放在身體後面，掌心貼地。以雙手支撐，將上半身向後伸展。分別慢慢彎曲左右手，手肘著地。

3 | 隨著上半身後躺，將頭部輕放在枕頭上。手臂放鬆放在身體兩側，如果需要也可以保持手肘著地姿勢，繼續支持身體。閤上雙眼，停留五至七個吸吐。

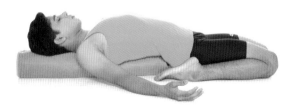

屈膝犁式 | Halasana

詳見第 100 頁説明。

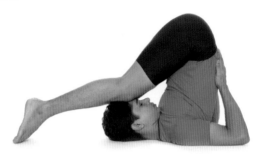

肩式 | Kandhasana

1 | 平躺。雙腳伸直。雙手置於身體兩側。頭擺正，身體呈一直線。

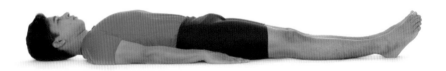

2 | 雙腳與肩同寬，雙手放在身體兩側，掌心朝下。屈膝，腳跟靠近臀部。

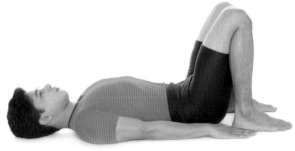

3 以右手抓右腳踝，左腳抓左腳踝。如果沒辦法，則可雙手掌心朝下貼地。吸氣，腳掌、手掌與肩膀下壓緊貼地，將大腿、臀部、下背部抬高。伸展大腿與下腹部肌肉。停留五至六個吸吐。吐氣，回到放鬆姿勢。

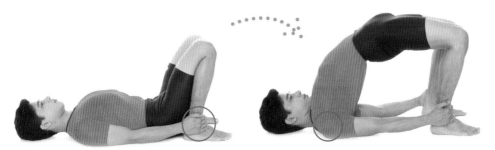

肩膀下壓貼地

注意事項

1. 有嚴重背部問題的人應避免此姿勢。如果練習時感到背痛，應避免過度伸展。
2. 將臀部、大腿上抬後，雙腳仍維持與肩同寬，同時注意避免讓頭頸部肌肉太用力。

攤屍式 | Shavasana

最後以本動作作為課程的結束動作，詳見第 16-17 頁說明。

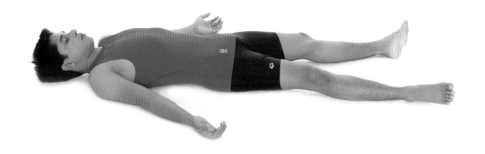

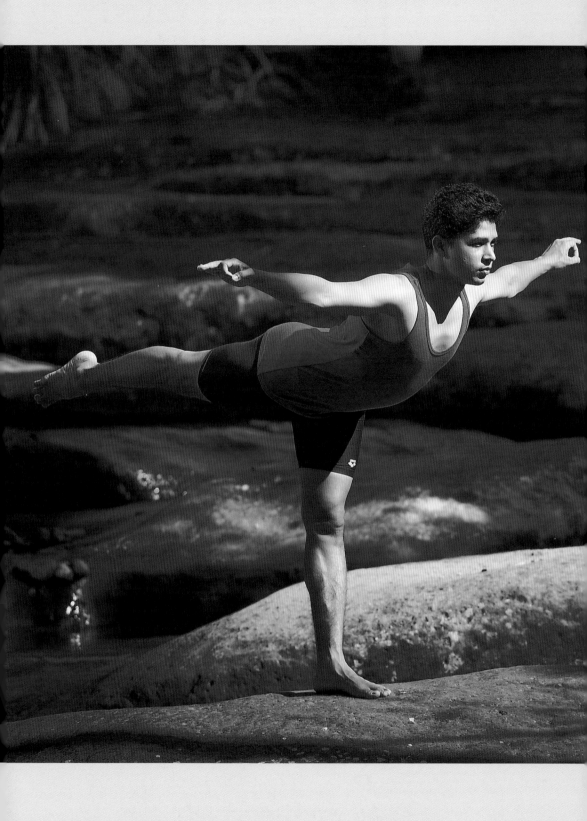

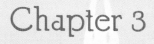

Chapter 3

打造完美身型，
全身活力旺！

想由內而外改善體質、打造完美身型，練瑜珈就對了！

很多人對減肥、美容有錯誤的觀念，竭盡所能的追求「瘦」和「美」，使用各種極端的方法，毫無自覺的殘害身體、損害健康。其實，想讓氣色紅潤、皮膚白裡透紅、體態纖細勻稱，最好的辦法就是傾聽自己的身體，找尋問題的根源，並循序漸進的改善它。

藉由瑜珈，可以暢通經脈，活化體內器官，讓囤積體內的廢老物質被加速代謝，整個人就好像從裡到外活絡了起來。練習體位法時，也會運用到日常生活裡很少使用、隱藏在深處的肌群，訓練肌力的同時，也達到雕塑體態的效果。這一章主要介紹一些常見美容、塑身相關的問題，並搭配不同的體位法與呼吸法，讓你經由瑜珈練習解決各類疑難雜症。

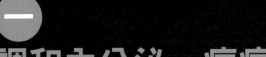

調和內分泌，痘痘不再來

　　痘痘冒不停、皮膚發炎紅腫、臉部出油，該怎麼辦？

　　除了勤勞保養之外，瑜珈提供另一個改善之道。練習瑜珈可以促進代謝、調和賀爾蒙分泌，當你將體內毒素排除乾淨，自然就不會一直長痘痘。以下提供的體位法都有加速循環、去除體內毒素、放鬆身心的效果，讓你告別痘疤，擁有好氣色！

　　本課程共有八個動作：

　　1. 站姿直腿前彎式→ 2. 開腿前彎背部伸展姿勢→ 3. 脊椎扭轉式→ 4. 肩立式→ 5. 側邊扭轉式→ 6. 前額淨化呼吸法→ 7. 鼻孔交替呼吸法→ 8. 攤屍式

　　可依個人時間選擇其中部份動作練習，或是練習完全套動作效果最佳！

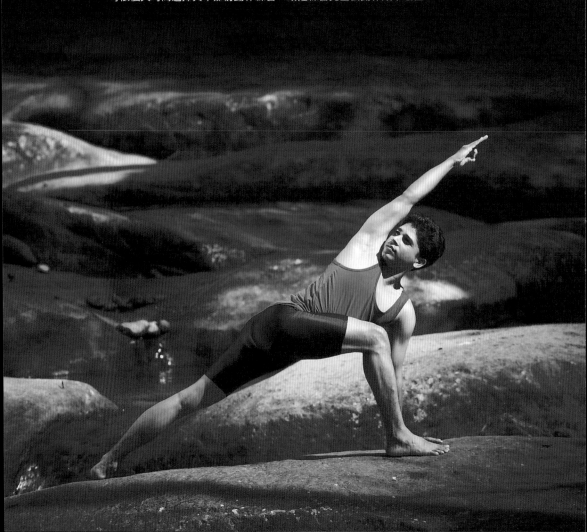

站姿直腿前彎式 | Pad Hastasana

1 預備站姿。雙腳併攏或微開站立，膝蓋打直。雙手置於身體兩側。脊椎打直，挺胸。

2 吸氣，雙手抬高，指尖朝上，將胸部、臀部、大腿向上伸展。

3 膝蓋打直，上半身向前下彎，雙手平放在雙腳兩測。吐氣，盡可能的將頭部向小腿靠近，臀部向上提，讓背脊持續伸展。保持頸部放鬆，停留五至七個吸吐。

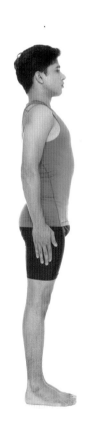
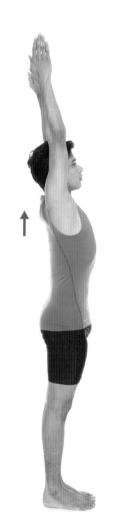
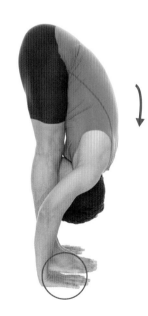

開腿前彎背部伸展姿勢
Paschimottanasan (wide legs)

打造完美身型，全身活力旺！

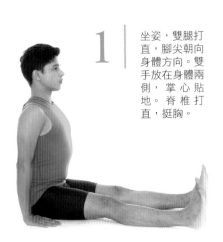

1 坐姿，雙腿打直，腳尖朝向身體方向。雙手放在身體兩側，掌心貼地。脊椎打直，挺胸。

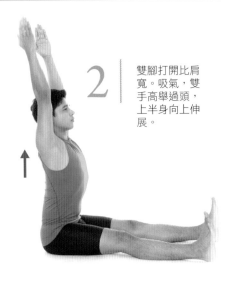

2 雙腳打開比肩寬。吸氣，雙手高舉過頭，上半身向上伸展。

3 吐氣，上半身向前伸展，以雙手抓腳趾。脊椎打直，腹部放鬆，大腿向地板下壓。肩膀向後打開，挺胸。

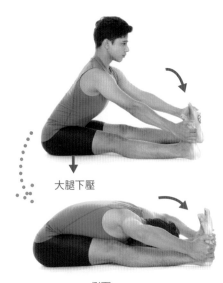

大腿下壓

側面

4 上半身持續向前伸展，腹部貼近大腿，胸部貼近膝蓋，額頭貼近地板。停留五個吸吐。

肩膀往外拉

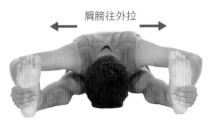

正面

脊椎扭轉式 | Vakrasana

1.強化脊椎骨骼改善體態。2.改善便祕問題，促進消化。

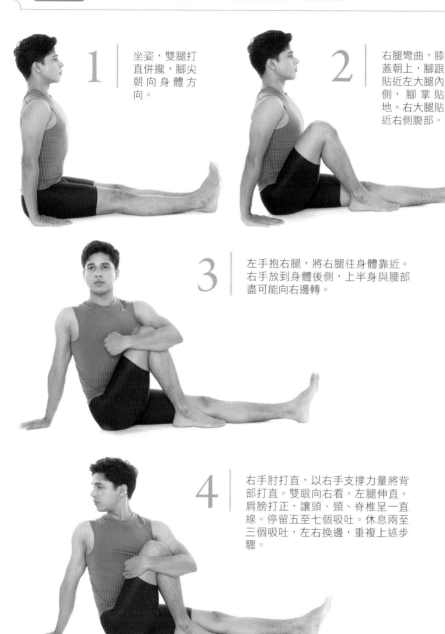

1
坐姿，雙腿打直併攏，腳尖朝向身體方向。

2
右腿彎曲，膝蓋朝上，腳跟貼近左大腿內側，腳掌貼地。右大腿貼近右側腹部。

3
左手抱右腿，將右腿往身體靠近。右手放到身體後側，上半身與腰部盡可能向右邊轉。

4
右手肘打直，以右手支撐力量將背部打直。雙眼向右看。左腿伸直。肩膀打正，讓頭、頸、脊椎呈一直線。停留五至七個吸吐。休息兩至三個吸吐，左右換邊，重複上述步驟。

肩立式 | Sarvangasana

詳見第 136 頁說明。

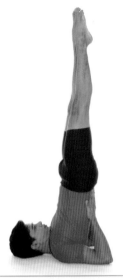

側邊扭轉式 | Pawanmuktasana twisting

療癒效果 促進血液循環，讓血液能順暢流通到臉部

詳見第 57 頁說明。

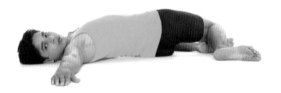

前額淨化呼吸法 | Kapalbhati

詳見第 89 ～ 90 頁說明。

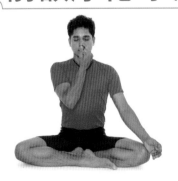

鼻孔交替呼吸法 | Nadi Shodhana

療癒效果 1.調和交感神經系統、改善荷爾蒙分泌問題。
2.放鬆臉部肌肉，促進血液流通至臉部與腦部，清除毒素。

第一階段

1 基本盤腿坐姿。盤腿，雙手呈手印放在膝蓋上。挺胸，背脊打直，頭擺正。閉上雙眼，正常吸吐，全身放鬆。

2 右手抬高至臉部高度。以右手拇指按住右鼻孔，從左鼻孔練習五至七個吸吐。

3 放開右手拇指，以右手無名指按住左鼻孔，用右鼻孔練習五至七個吸吐。

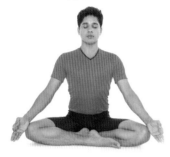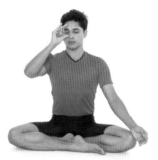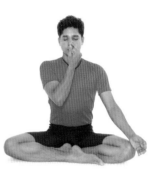

第一階段能夠呼吸順暢地練習後，進入第二階段

1 以右手拇指與無名指交替按住左右鼻孔進行吸吐練習：右手拇指按住右鼻孔，從左鼻孔吸氣，心中默數四三二一。接著右手無名指按住左鼻孔，右手拇指放開，從右鼻孔吐氣，心中默數四三二一。然後從右鼻孔吸氣，心中默數四三二一。接著右手拇指按住右鼻孔，把無名指放開從左鼻孔吐氣，心中默數四三二一。如此交替進行，練習五至十個吸吐。吸氣、吐氣的時間長度相同，盡量放慢吸吐節奏，拉長每一次的呼吸。

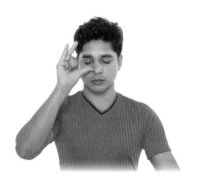

攤屍式 | Shavasana

最後以本動作作為課程的結束動作，詳見第 16-17 頁說明。

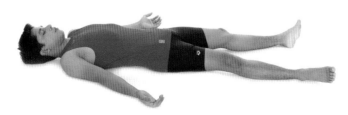

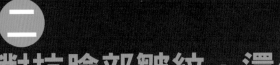

二

對抗臉部皺紋，還你好氣色

　　獅子式是對抗臉部皺紋的好幫手，它不僅能促進臉部循環，更會藉由下巴伸展，雕塑臉部線條。開腿前彎式，上半身前彎、頭部低於心臟的姿勢，也利於血液流通到臉部，將囤積的廢物毒素排出。蜂鳴呼吸法，則能強化口腔內外肌群，去除臉部皺紋，讓你笑得更燦爛。平常生活中大笑也是一個能夠幫助血液循環和強化臉部肌肉，減少皺紋出現的好方法，所以，別忘了要一日三大笑！

　　本課程共有五個動作：

　　1. 開腿前彎式→ 2. 獅子式→ 3. 屈肘扭轉眼鏡蛇式→ 4. 蜂鳴呼吸法→ 5. 攤屍式

　　可依個人時間選擇其中部份動作練習，或是練習完全套動作效果最佳！

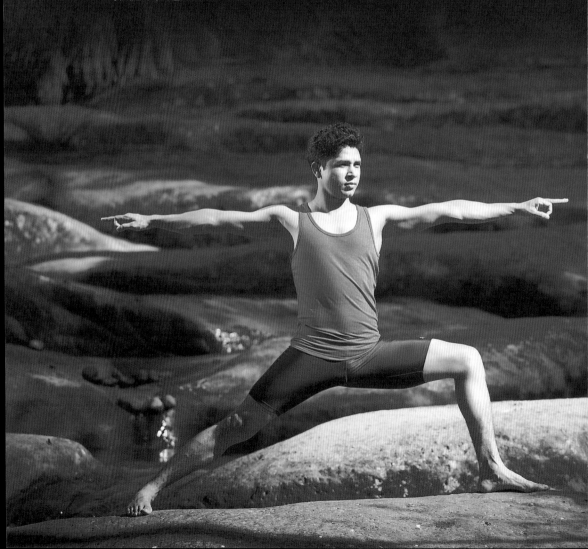

開腿前彎式 | Prasarita Padottanasana

1 預備站姿。雙腳併攏，膝蓋打直。雙手置於身體兩側。脊椎打直，挺胸。

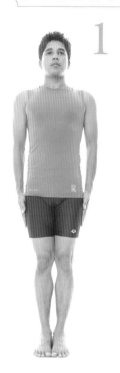

2 雙腳打開約九十公分，可依身高調整。

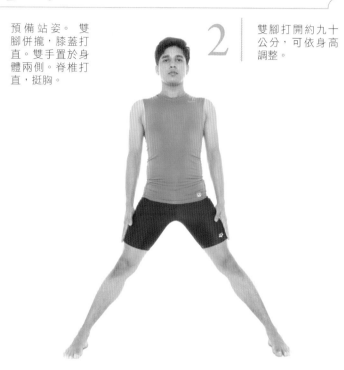

3 雙手插腰。吸氣，挺胸，肩膀向後打開，感覺腹部肌肉向上伸展。

4 吐氣，膝蓋打直，上半身前彎。將身體重量平均分配在兩腳。

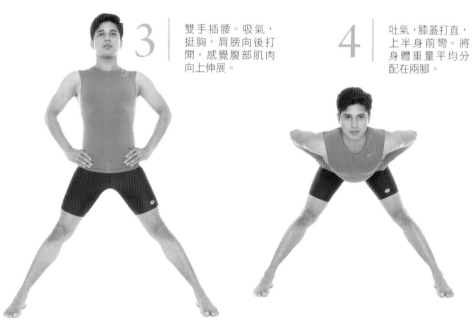

5 手掌心貼地，支撐身體重量。腳掌壓地，大腿肌肉拉緊，臀部向上伸展。

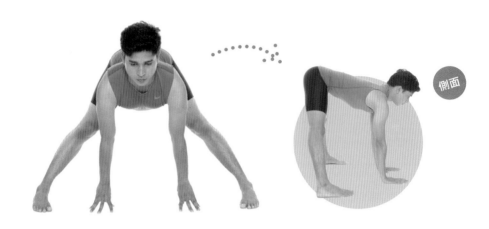

側面

6 柔軟度夠的話，彎曲手肘，腹部、頭部再往雙腳方向靠近，將頭頂輕放地面。感覺脊椎不斷地拉長延伸，背部肌肉持續伸展。停留五個吸吐後，以雙手支撐，慢慢回到站姿。

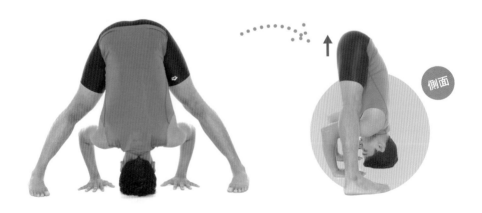

側面

獅子式 | Simhasana

療癒效果 1.促進臉部循環，加速排除體內毒素，讓肌膚平滑透亮。
2.按摩頸部與臉部淋巴結。3.有助聽力。

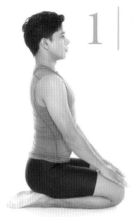

1 金剛坐姿。雙腳彎曲坐在腳跟上，膝蓋併攏，腳趾向外。雙手放在膝蓋上。挺胸，背脊打直，頭擺正。閉上雙眼，正常吸吐，全身放鬆。

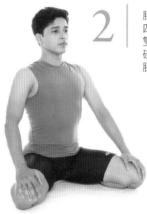

2 膝蓋打開約四十五公分，雙腳腳趾互碰。雙手放在膝蓋之間。

3 雙手掌心貼地，指尖向內朝向身體。嘴巴張開，伸出舌頭，下巴朝胸口方向下壓，盡可能將舌頭朝下巴方向伸展。緩緩吐氣，同時從喉嚨發出獅吼：「啊」的聲音。發出獅吼聲時，將臉部肌肉用力向外伸展。可以選擇閉上雙眼，或雙眼打開注視雙眉之間。吐氣完畢閉上嘴巴，回到自然呼吸，停留兩個吸吐。此為一回合練習，練習五至十次。

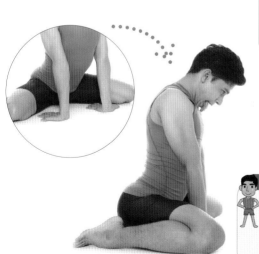

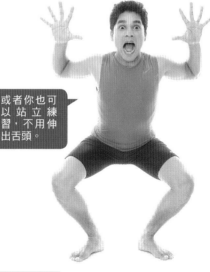

或者你也可以站立練習，不用伸出舌頭。

注意事項

1.練習時，不要用喉嚨用力吼。喉嚨感染、喉嚨癢、痛，應避免此練習。
2.練習時背脊打直、挺胸，除了臉部肌肉外，全身保持自然放鬆的狀態。

屈肘扭轉眼鏡蛇式 | Parshva Bhujangasana (lower arms on the floor)

1 趴姿，雙腳與臀部同寬，額頭貼地，雙手放在身體兩側。

2 雙手先向前伸直，掌心貼地。

3 將手肘彎曲呈九十度，下手臂放在地板上。吸氣，頭部、胸部、上腹部向上抬高，伸展脊椎。以臀部為中心點，將上半身向前伸展，腿部向後反向伸展。挺胸，感覺腹部、胸部肌肉的深層伸展。

肩膀往後打開

4 頭向右轉，肩膀保持不動。雙眼注視雙腳腳跟。閉上雙眼，停留五至七個吸吐。吸氣，頭回正。左右換邊，重複上述步驟。

伸展下巴下方的肌肉

腹部放鬆平貼地面

注意事項

有背痛問題的人應避免此練習。

蜂鳴呼吸法 | Bhramari

1 基本盤腿坐姿。盤腿，雙手呈手印放在膝蓋上。挺胸，背脊打直，頭擺正。閉上雙眼，正常吸吐，全身放鬆。

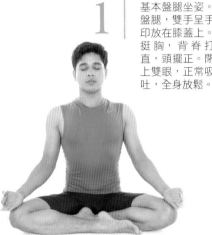

2 雙手向兩側打開，手肘彎曲，以食指戳入耳朵或以大拇指按住小耳朵覆蓋耳道。注意力放在雙眉之間。

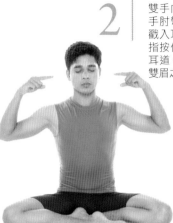

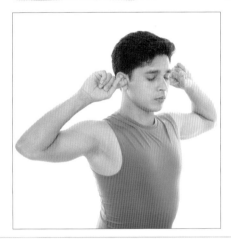

3 挺胸，頭擺正。從鼻子吸氣。緩緩吐氣，嘴巴輕輕閉上，上下兩排牙齒微微分開，舌頭放鬆。發出如蜂鳴般深層、穩定的「Hmmmmmm」嗡嗡聲，直到將肺部氣體全部排出。此為一回，練習五回。完畢後，鬆開雙手，放在膝蓋上。全身放鬆休息，感受蜂鳴聲在腦部與頭殼的震動。

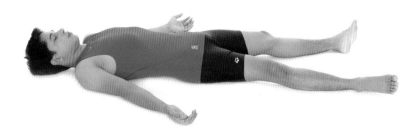

攤屍式 | Shavasana

最後以本動作作為課程的結束動作，詳見第 16-17 頁說明。

遠離臉部浮腫，還你瘦瘦臉

　　臉部浮腫，不僅會讓你的臉看起來肥大，同時也會影響皮膚的健康。這個症狀主要是因為冷天氣，天冷時，血液大多跑到身體核心處保護重要器官的運作，臉部的血液循環理所當然會減少而造成浮腫。

　　臉部血液循環不佳，會造成腫大、紅斑，此外，脫水也會引發眼睛周圍浮腫、眼球血絲，所以記得要多喝水，才能維持你本來的好樣貌！以下動作將可以幫助你遠離臉部浮腫，還你一個瘦瘦臉。（如果持續有嚴重的狀況，請詢問專業醫療人員）

　　本課程共有六個動作：

　　1.站姿直腿前彎式→ 2.下犬式→ 3.扣指兔子式→ 4.直腿前彎背部伸展姿勢→ 5.肩立式→ 6.攤屍

　　可依個人時間選擇其中部份動作練習，或是練習完全套動作效果最佳！

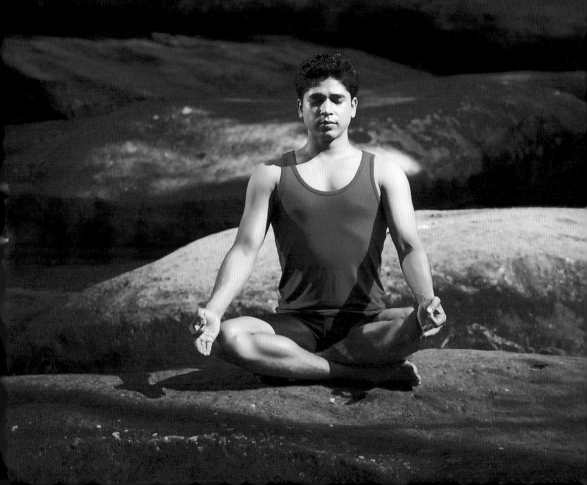

站姿直腿前彎式 | Pad Hastasana

詳見第 163 頁說明。

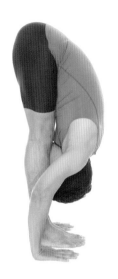

下犬式 | Adho Mukha Svanasana

詳見第 29 頁說明。

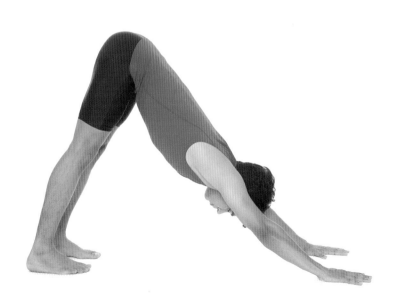

扣指兔子式 | Shashankasana (interlock fingers)

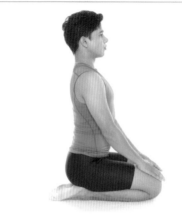

1 金剛坐姿。雙腳彎曲坐在腳跟上，膝蓋併攏，腳趾向外。雙手放在膝蓋上。挺胸，背脊打直，頭擺正。閉上雙眼，正常吸吐，全身放鬆。

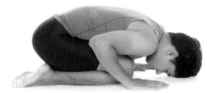

2 手掌心貼地，手肘彎曲，以雙手支撐帶動上半身前彎。額頭輕放地上。

背部向上伸展

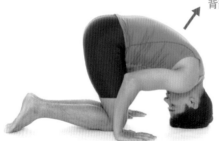

3 慢慢將臀部抬高，讓頭頂頂地、下巴向胸口靠近，但不要將身體重量全部集中到頭部。

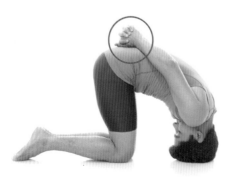

4 將雙手放到背後，十指交扣，手臂放鬆。停留數個吸吐。

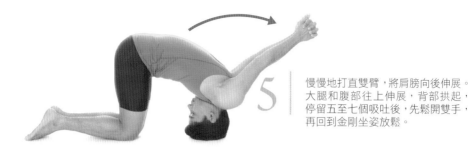

5 | 慢慢地打直雙臂，將肩膀向後伸展。大腿和腹部往上伸展，背部拱起，停留五至七個吸吐後，先鬆開雙手，再回到金剛坐姿放鬆。

直腿前彎背部伸展姿勢
Paschimottanasana

詳見第 97 頁說明。

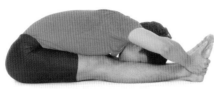

肩立式 | Sarvangasana

詳見第 136 頁說明。

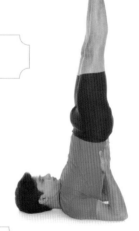

攤屍式 | Shavasana

最後以本動作作為課程的結束動作，詳見第 16-17 頁說明。

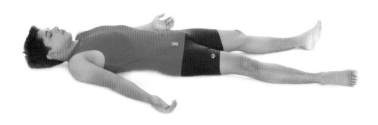

四
有效消除惱人的雙下巴

　　每個人都希望自己擁有好看的臉型，卻總是找不到有效消除雙下巴的瘦臉方法。有些人天生臉型就比較容易產生雙下巴，不過大部分人的雙下巴都是後天形成的。例如，經脈血氣不通造成臉部浮腫、年紀大加上地心引力作用導致臉部皮膚鬆弛、肥胖以致於脂肪堆積在頸部等等，都是雙下巴的成因。

　　本課程共有七個動作：

　　1. 頸部動作→ 2. 魚式→ 3. 貓式→ 4. 捧臉鱷魚式→ 5. 無限式→ 6. 獅子式→ 7. 攤屍式

　　可依個人時間選擇其中部份動作練習，或是練習完全套動作效果最佳！

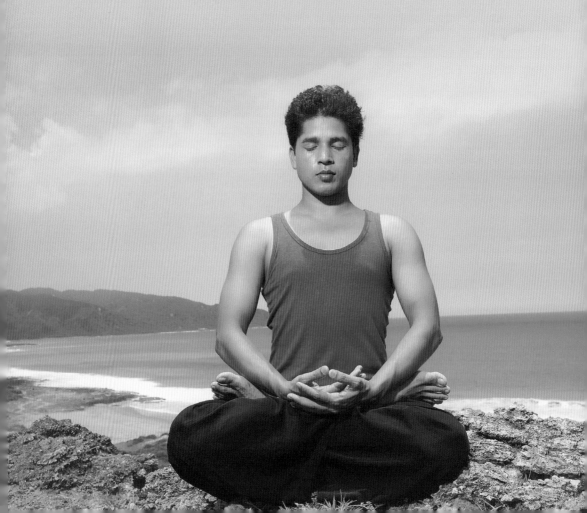

頸部動作 | Neck Movements

詳見第 37 ～ 39 頁説明。練習頸部伸展時,下巴盡量朝上。練習頸部旋轉、伸展動作時,頸部肌肉拉長,將使鬆弛的肌肉結實,消除雙下巴。此外,肩頸僵硬、腦袋昏沉的時候都可以進行這項動作,有助頭部的放鬆,有助引導氣經過脖子到達頭頂,使氣血暢通。

頸部伸展
Neck Movement Back and front

頸部側邊伸展
Neck Side to Side Stretch

頸部旋轉
Soft Rotation

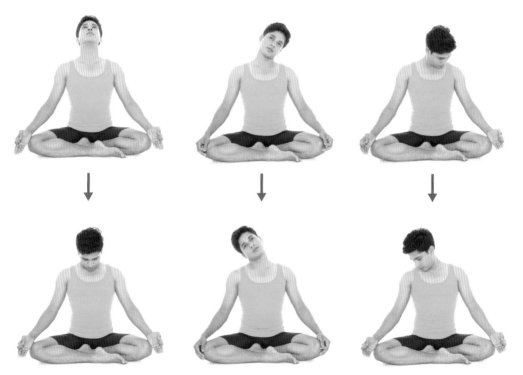

有效消除惱人的雙下巴

179

魚式 | Matsyasana

詳見第 60 頁說明。

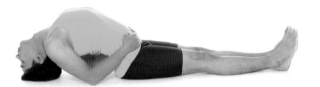

貓式 | Marjariasana

1 金剛坐姿。膝蓋併攏，雙手放在膝蓋上。挺胸，背脊打直，頭擺正。

2 吐氣，上半身前彎，雙手向前伸直，掌心貼地。身體放鬆。雙手打直，以手臂力量撐起身體，臀部抬高，大腿、雙手與地板垂直、與肩同寬。背部平行於地板。

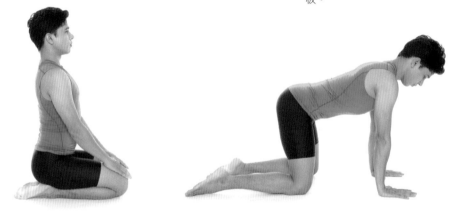

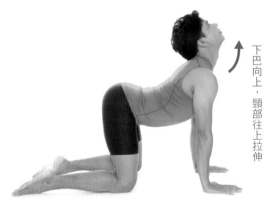

下巴向上，頸部往上拉伸

3 吸氣，頭抬高，伸展頸部，挺胸。尾椎、腹部向地板下壓，上背部向上伸展，背部微微彎曲。手肘打直，身體不應歪斜，身體重量平均分配於手臂及膝蓋，停留五至七個吸吐，重複兩次。

捧臉鱷魚式 | Makrasana (CHIN ON THE PALMS)

1 趴姿，雙腳伸直併攏，額頭貼地，雙手放在身體兩側。

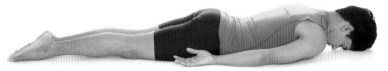

2 雙腳與肩同寬，寬度可依自己舒適程度做調整。雙手向前伸直。

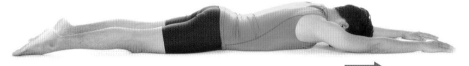

3 抬高頭部、頸部，並將胸部向上挺。肩膀向後打開。調整髖關節位置，讓身體左右平衡地貼地。注意肩膀不要一高一低。

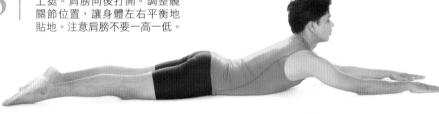

4 手肘彎曲，雙手捧臉。挺胸，背部放鬆，感覺脊椎持續向上延伸，下巴與頸部附近的肌肉伸展。閉上雙眼，臉部放鬆。停留五個吸吐。吐氣，放鬆回到趴姿。

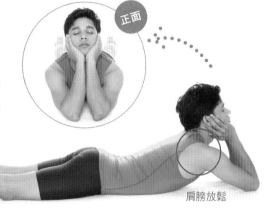

正面

肩膀放鬆

注意事項

如果頸部疼痛或受傷，請移動手肘靠近身體，讓下巴以下到頸部的肌肉放鬆。

無限式 | Anantasana

1 右側躺，身體呈一平面。雙腳併攏。右手向前伸直貼地。

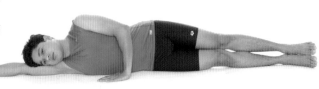

2 以右手撐頭，右臉頰放在右掌心。左手放在胸部前方地面。臉朝前，身體不要歪斜。

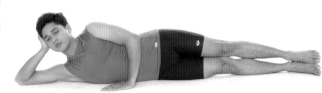

3 吸氣，左腳抬離地面四十五度，膝蓋打直，身體呈一直線。將髖部向前推，感覺左側身體肌肉拉緊。肩膀放鬆，停留五至七個吸吐。放鬆，左右換邊，重複上述步驟。

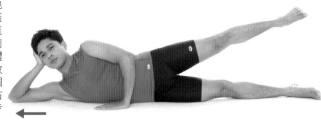

注意事項

如果想練習進階動作，可將雙腳同時向上抬，但注意不要過度拉扯肌肉。

獅子式 | Simhasana

詳見第 171 頁說明。

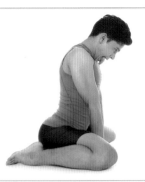

攤屍式 | Shavasana

最後以本動作作為課程的結束動作，詳見第 16-17 頁說明。

五
消除蝴蝶袖，
擁有令人稱羨的雙臂

　　蝴蝶袖，指的是我們上臂的三頭肌，因為肌肉面積大、利用機會少，而產生脂肪堆積的現象。想要擁有令人稱羨的結實雙臂，其實並不難。你不必特別去健身房練習，幾個簡單的瑜珈姿勢，就可以讓你在日常生活中，隨時隨地緊實手臂。

　　本課程共有五個動作：

　　1. 砍柴運動→ 2. 肩膀扭轉運動→ 3. 半平板式→ 4. 扣指鱷魚式→ 5. 攤屍式

　　可依個人時間選擇其中部份動作練習，或是練習完全套動作效果最佳！

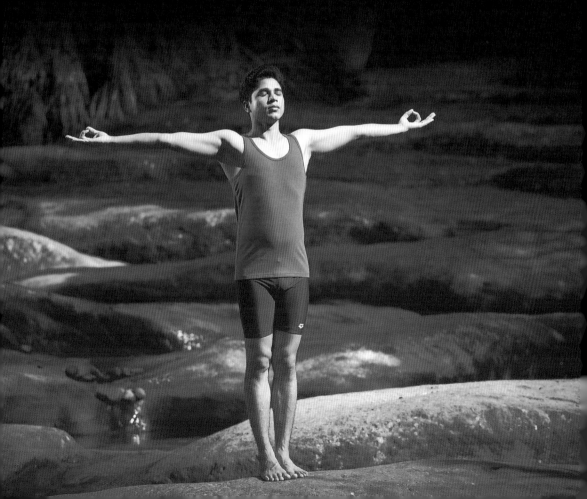

砍柴運動 | Chopping Movement

1 坐姿。雙手高舉過頭，手肘彎曲，十指互扣。肩膀向後打開，將胸部、腹部向上伸展。

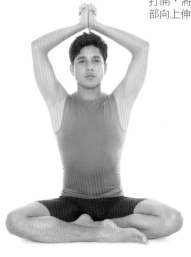

2 吸氣，雙手向後，手肘朝天花板，帶動肩膀伸展。

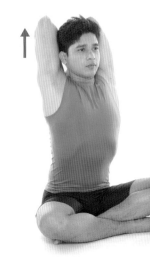

3 雙手向上打直，手臂貼近耳朵。十指互扣，想像自己握著一把斧頭。

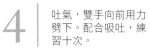

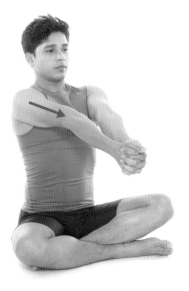

4 吐氣，雙手向前用力劈下。配合吸吐，練習十次。

打造完美身型，全身活力旺！

肩膀扭轉運動 | Arm Twisting

1 坐姿。雙手從身體兩側抬高至肩膀高度，掌心向上。

2 隨著吸吐，翻轉掌心。吸氣，左手掌心向上、右手掌心向下。

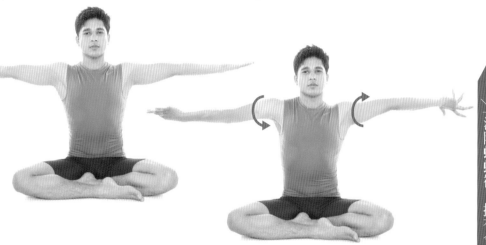

3 吐氣，左手掌心向下、右手掌心向上。像擰乾毛巾般扭轉雙臂。練習十次。

注意事項

翻轉掌心時，雙臂保持在肩膀高度。練習時只有手臂與肩膀扭轉，身體其他部位維持不動。

半平板式 | Half Chaturanga

1 從貓式開始。掌心貼地、手臂伸直，膝蓋著地、大腿打直，趴跪在地面。

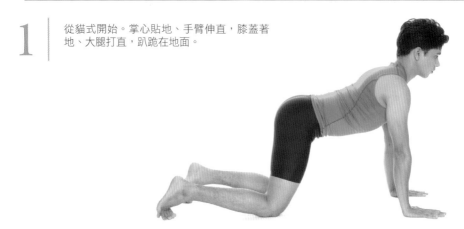

2 吐氣，手肘彎曲，將身體慢慢朝地板方向下壓。腰部、腹部用力，感覺自己正在用雙手、背部、肩膀支撐全身重量。腳尖踩地，大腿與腰部肌肉拉緊。雙眼往前看，頭擺正。停留五個吸吐後，放鬆來到趴姿。練習兩回。

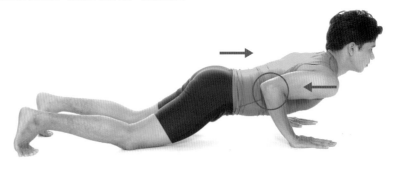

扣指鱷魚式 | Makrasana (interlock fingers)

1 趴姿，雙腳伸直併攏，額頭貼地，雙手放在身體兩側。

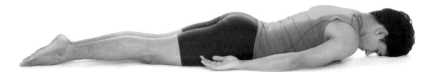

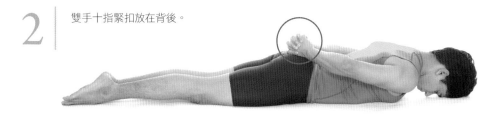

2 | 雙手十指緊扣放在背後。

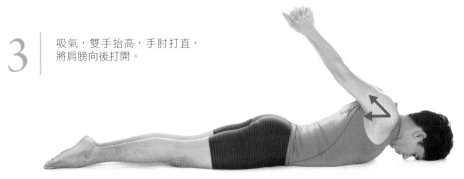

3 | 吸氣，雙手抬高，手肘打直，
將肩膀向後打開。

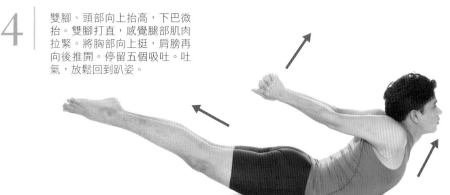

4 | 雙腳、頭部向上抬高，下巴微
抬。雙腳打直，感覺腿部肌肉
拉緊。將胸部向上挺，肩膀再
向後推開。停留五個吸吐。吐
氣，放鬆回到趴姿。

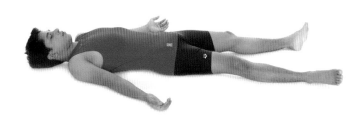

攤屍式 | Shavasana

最後以本動作作為課程的結束動作，詳見第 16-17 頁說明。

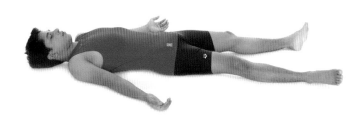

六
告別小肚子，輕鬆消除腰內肉

　　和男性相比，女性更容易囤積腹部脂肪。有些女生四肢纖細，食量也不大，但就是有小腹。小腹不僅造成穿衣困擾，例如穿高腰褲、貼身上衣時，總覺得肚子被壓迫不舒服，從健康層面來看，更是許多疾病的前兆。以下介紹幾個簡單的瑜珈姿勢，只要持續練習，就能輕鬆消除腰間贅肉！

　　本課程共有十九個動作：

　　1.單車運動→ 2.抬腿運動→ 3.腿部旋轉→ 4.半仰臥起坐→ 5.壓腿排氣式（配合吸吐）→ 6.壓腿排氣式→ 7.磨麥式→ 8.山式站姿→ 9.舞王式→ 10.半月式→ 11.站姿直腿前彎式→ 12.戰士式Ⅰ（弓背）→13.屈膝扭轉三角式→14.躺姿英雄式→15.直腿前彎背部伸展姿勢→16.反向平板式（椅子輔助）→ 17.船式（配合吸吐）→ 18.前額淨化呼吸法→ 19.攤屍式

　　可依個人時間選擇其中部份動作練習，或是練習完全套動作效果最佳！

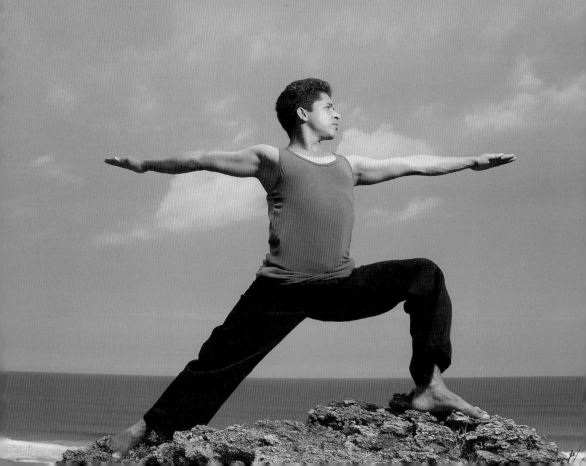

單車運動 | Bicycling

詳見第 141 頁說明。

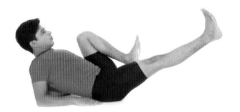

抬腿運動 | Raised Leg Morement

療癒效果 對於髖關節保健以及小腹的肥胖問題有改善效果,並可增進腹部與脊椎肌耐力,
強化核心肌肉。

1 | 平躺,雙腿併攏伸直,雙手
放在身體兩側。

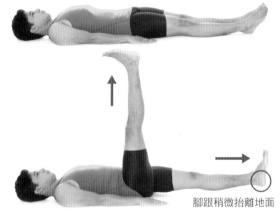

2 | 吸氣,右腿抬高呈九十度與
地板垂直。腳掌朝上,腳
跟用力使腳底板保持扁平,
感受腿部肌肉拉緊。左腳伸
直,稍稍抬離地面。左大腿
向地板下壓,腳尖朝上。停
留數秒之後,放鬆右腳。

腳跟稍微抬離地面

3 | 吸氣,換左腿抬高九十度。
配合吸吐,如此左右連續交
換進行五次。

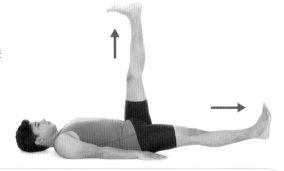

注意事項

1. 如果抬腿有困難,或腰部受傷的人,可以放鬆膝蓋,稍微彎曲。

2. 練習時,沒有抬高的那隻腳保持腳跟稍稍離地。上半身不要隨著抬腳動作改變姿勢,應
維持貼地。

腿部旋轉 | Leg Rotation

詳見第 127 頁説明。

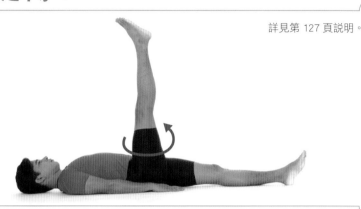

半仰臥起坐 | Half Sit-Up

1　平躺，雙腳併攏，雙手放在身體兩側，掌心貼地，身體呈一直線。

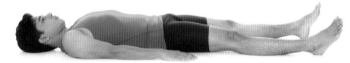

2　雙腳屈膝，打開與肩同寬。腳跟貼近臀部，腳掌貼地。雙手高舉過頭，平放在地，掌心朝上。全身放鬆。

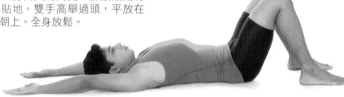

3　吐氣，下半身維持不動，運用腹部力量，將頭部與肩膀抬高。雙手抬高離地，放在身體兩側。停留五個吸吐後，吸氣，放鬆，回到平躺姿勢。練習十至十二個吸吐。

腹部用力

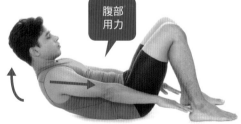

注意事項

頭與肩抬高時，不要過於用力，避免造成背部傷害。

Chapter ③

打造完美身型，全身活力旺！

壓腿排氣式(配合吸吐) | Pawanmuktasana Movement

療癒效果 促進體內水分循環,也能改善便秘、漲氣等腸胃問題。

1 平躺,雙腳併攏,雙手放在身體兩側,掌心朝下。

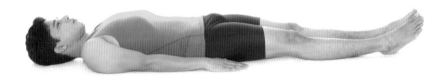

2 吐氣,屈右膝,雙手抱膝,盡可能將右大腿貼近右腹部、右膝蓋貼近右胸口、右腳跟貼近右臀。腳指尖朝外。左腿伸直放在地板上。身體呈一直線,頭放鬆。

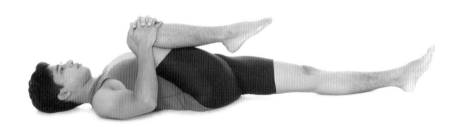

3 吸氣,放鬆右腿。吐氣,換屈左腿,重複步驟2。接著換雙腿,步驟相同。依序練習右腳、左腳,此為一回練習。配合吸吐,吐氣時腳彎曲,吸氣時腳伸直,練習十回。

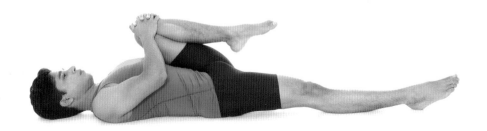

壓腿排氣式 | Pawanmuktasana

1 平躺，雙腳併攏，雙手放在身體兩側，掌心朝下。

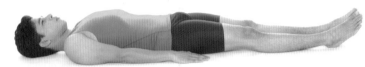

2 吐氣，屈右膝，雙手抱膝，儘可能將右大腿貼近右腹部、右膝蓋貼近右胸口、右腳跟貼近右臀。腳指尖朝外。左腿伸直放在地板上。身體呈一直線，頭放鬆。停留五至七個吸吐。

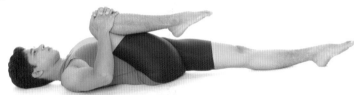

3 吸氣，放鬆右腿。換左腿，重複步驟 2。

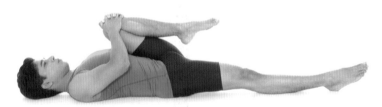

4 左右練習完後如果可以，練習抱雙腳，配合吸吐停留五至七個呼吸。

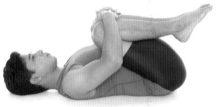

注意事項

1. 先從右腿開始，再換左腿。如此一來，可按照腸道消化方向按摩體內器官，促進消化。
2. 此姿勢可按摩腹部、腿部肌肉，感覺下背部、臀部與膝關節的伸展。
3. 也可採取變化姿勢，吐氣同時將頭部抬高

磨麥式 | Chakkichalan

詳見第 143 ～ 144 頁說明。

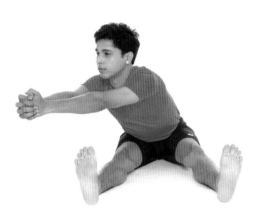 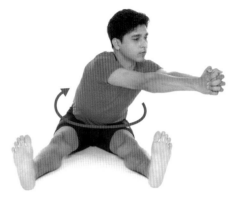

山式站姿 | 舞王式
Tadasana | Natarajasana

詳見第 54 頁說明。 詳見第 95 頁說明。

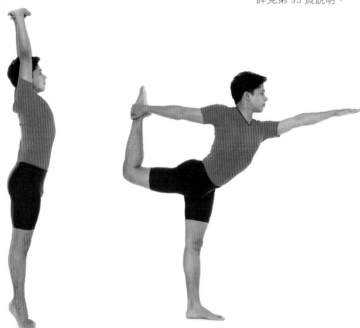

告別小肚子，輕鬆消除腰內肉

半月式 | Ardha Chandrasana

詳見第 93 頁説明。

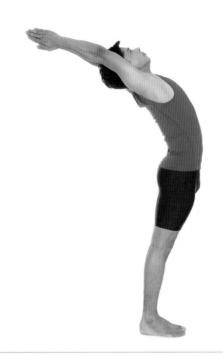

站姿直腿前彎式 | Pad Hastasana

詳見第 163 頁説明。

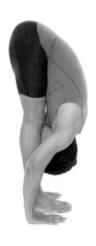

戰士式 | (弓背) | Virabhadrasana 1 (arch back)

1 | 預備站姿。雙腳併攏或微開站立，膝蓋打直。雙手置於身體兩側。脊椎打直，挺胸。

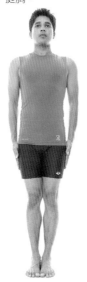

2 | 雙腳分開，大約六十到九十公分，視自己身高調整寬度。腳尖朝前。

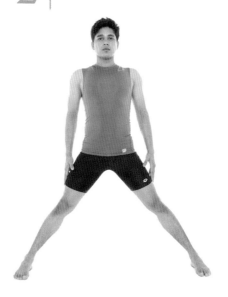

3 | 左腳尖向左轉九十度，右腳尖微微向左轉十五度。雙手抬高至肩膀高度。

4 | 吸氣，上半身向左轉。

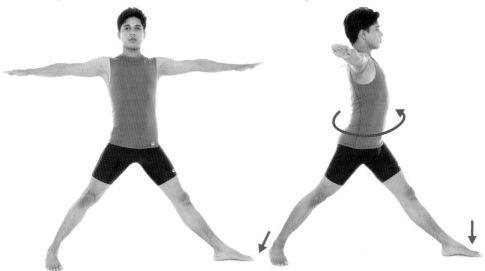

5 ┃ 吐氣，左膝彎曲至大腿與地板平行，右腿打直。身體重量平均分配於雙腿。雙眼直視前方。

6 ┃ 雙手向上抬高，手臂貼緊耳朵。手指交扣，食指指向天花板。腹部、胸部、肩膀持續向上伸展。

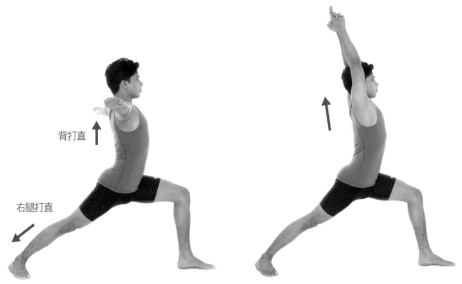

背打直

右腿打直

7 ┃ 雙手向後，再更進一步伸展腹部、胸部、肩膀，讓背部內凹呈弧形。肩膀向後打開，肩胛骨互相靠近。頭後仰，下巴抬高。停留五至七個呼吸。續向上伸展。回到站姿。休息兩至三個吸吐。左右換邊，重複上述步驟。

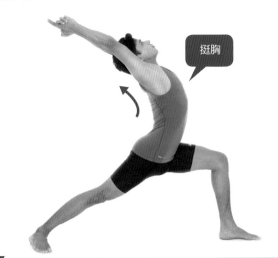

挺胸

注意事項

1. 有膝蓋問題的人，避免過度屈膝。
2. 練習時如果有頭痛、頭暈等不適現象，則回到站姿放鬆休息。

屈膝扭轉三角式 | Parivritta Parsavakonasana (bend knees)

1 從金剛坐姿開始。雙腳彎曲坐在腳跟上，膝蓋併攏，腳趾向外。雙手放在膝蓋上。挺胸，背脊打直，頭擺正。閉上雙眼，正常吸吐，全身放鬆。

2 右腳向前踏一步，腳掌踩地。左腳向後伸直，膝蓋著地，腳尖向後。臀部向地板方向伸展，脊椎打直。雙手放在右膝上，肩膀放鬆。

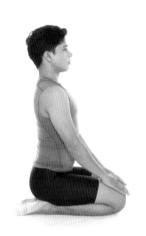

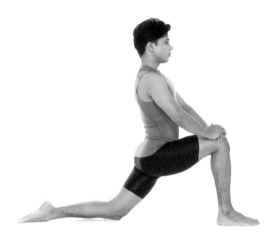

3 吸氣，上半身向右轉，臉朝右看。將左手放在右腳內側，掌心貼地。右手插腰。

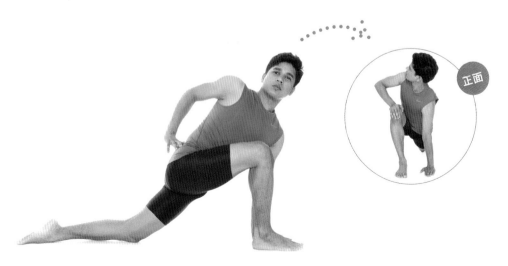

正面

197

4 右手向上伸直，指尖朝上，雙眼注視右手指尖。接著，慢慢將左腳伸直，腳趾踩地，脊椎向前伸展。雙手保持在同一直線上，背部平坦。右腳與身體互相推進。停留五至七個吸吐後。休息兩至三個吸吐。左右換邊，重複上述步驟。

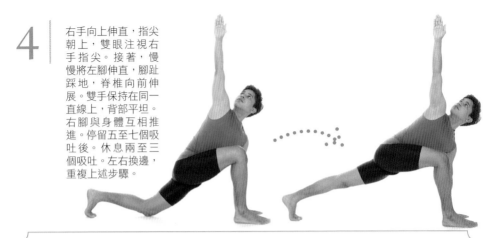

躺姿英雄式 | Supta Virasana

療癒效果 1.強化腿部肌群，舒緩背部肌肉疼痛。2.加強下腹部肌肉，促進消化與按摩子宮。

1 金剛坐姿，雙腿微微分開，臀部放在腳跟或坐在地上。

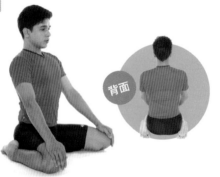

背面

2 雙手放在身體後面，掌心貼地。以雙手支撐，將上半身向後伸展。

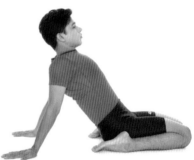

3 分別慢慢彎曲左右手，手肘著地。隨著身體向後躺，持續調整自己的坐姿，頭部後仰，頭頂輕放地面。接著放鬆手臂，將雙手放在身體兩側，如果需要也可以保持手肘著地姿勢，繼續支持身體。闔上雙眼，停留五至七個吸吐。

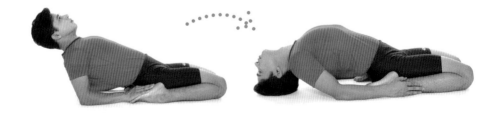

如果柔軟度夠，可練習進階步驟：

4 頭頂放到地面後，雙手高舉過頭。注意膝蓋不應該翹起。
感受前側身體的伸展，背部微微上拱，頸部放鬆，肩膀向
後打開。

挺胸

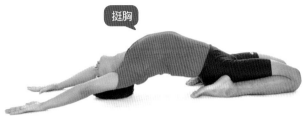

5 也可以將上背部貼地，雙手放在身體兩
側，掌心朝上。

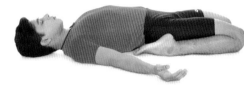

6 或是雙手過頭環抱，以左手抓右肘、右
手抓左肘。

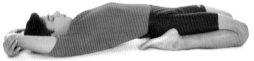

注意事項

1. 有膝蓋、背部問題的人應避免此姿勢。
2. 如果練習時有暈眩、頭痛、呼吸困難等不適狀況，應立刻停止。

直腿前彎背部伸展姿勢 | Paschimottanasana

詳見第 97 頁說明。

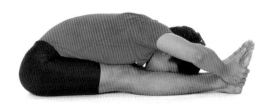

反向平板式（椅子輔助） | Viparita Dandasana (with chair)

1 將椅子置於靠近牆壁的地方，毛巾放在椅子上。雙腳併攏，穿過椅背，反向坐在椅子上。臀部坐在椅墊邊緣。雙手抓住椅背。

2 雙手抓椅背，慢慢地將上半身向後躺。你的肩胛骨下方，剛好位於椅墊邊緣。腳尖踩在牆壁上，腳跟著地，雙膝打直。

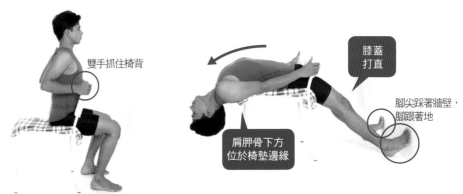

雙手抓住椅背

膝蓋打直

腳尖踩著牆壁，腳跟著地

肩胛骨下方位於椅墊邊緣

3 身體平衡後，鬆開手臂。雙手抱頭、十指互扣支持頭頸部，手臂貼近耳朵。伸展上臂，將肩膀向後打開。上背部懸空，微微拱起。膝蓋打直，感受上半身肌肉的伸展。停留五個吸吐。（如果感覺不適，則停留在步驟 2）

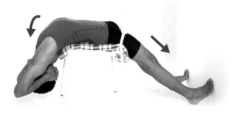

4 完畢後要回到坐姿時，先以腳尖頂住牆壁，雙手握住椅背。接著，屈膝，腳掌踩地，以手臂力量慢慢將上半身抬高，回到坐姿。

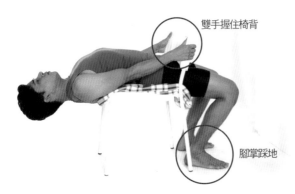

雙手握住椅背

腳掌踩地

注意事項

如果練習時有頭暈、頭痛等現象，應停止練習。

船式（配合吸吐） | Naukasana Movement

1 平躺，雙腳與肩同寬，雙手放在身體兩側，掌心朝上。全身放鬆。

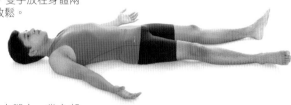

2 雙腳併攏，雙手放在大腿上，掌心朝下。

雙手放在大腿上
雙腳併攏

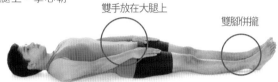

3 吐氣，將頭部、肩膀、雙手、雙腳向上抬高十至十五度。頭擺正，與脊椎呈一直線。雙眼直視腳趾頭，頸部肌肉放鬆。心裡默數十秒後，吸氣，慢慢放鬆全身肌肉。配合吸吐，吐氣時抬高身體，吸氣時放鬆，練習五至八回。每次吸氣或吐氣時，默數十秒，或依照自己舒適的程度調整時間長短。

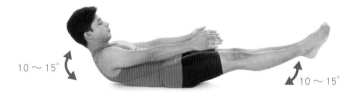

10～15°

10～15°

告別小肚子，輕鬆消除腰肉肉

201

前額淨化呼吸法 | 攤屍式
Kapalbhati | Shavasana

詳見第 89～90 頁說明。

最後以本動作作為課程的結束動作，詳見第 16-17 頁說明。

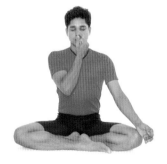

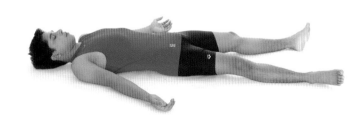

七

產後瑜珈，
讓妳回復產前窈窕身段

　　一般而言，懷孕期間不適合做一般瑜珈，而應選擇專門設計給準媽媽的孕婦瑜珈。生產後，也有所謂的產後瑜珈，幫助婦女回復產前的窈窕曲線，同時調養身體、緩和生產後的不適。讀者可視自己的需求，選擇適合的產後瑜珈。

　　本課程共包含：

　　產後一週：1. 胸式呼吸→ 2. 攤屍式腹部呼吸法

　　兩到三週：1. 腳踝伸展→ 2. 膝蓋彎曲

　　一個月後：1. 背部扭轉→ 2. 勝利式呼吸法

　　可依個人時間選擇其中部份動作練習，或是練習完全套動作效果最佳！

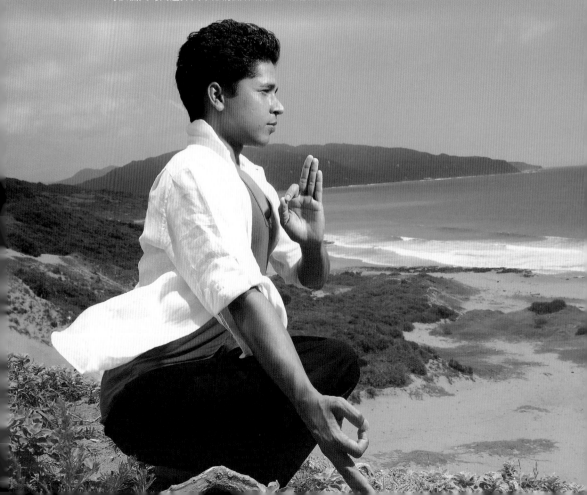

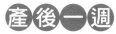

產後一週

先從簡單的深呼吸、攤屍式開始練習。

胸式呼吸 | Chest Breathing

1 攤屍式，在背後墊一條毛毯。頭部與脊椎呈一直線。讓額頭的水平高度大約比下巴高兩公分，但仍要保持呼吸道暢通。挺胸，延伸脊椎，雙手放在身體兩側。下顎與舌頭放鬆，閉上雙眼，感覺全身肌肉處於最放鬆的狀態。吸氣，胸廓向外擴展，胸口鼓起，橫膈膜下降，肋骨上抬。閉氣兩三秒，想像氣體充滿胸口、空氣注入肺部的感覺。吐氣，盡可能將吐氣拉長，將氣體完全排出肺部。每一次吸氣時，把注意力放在胸腔的擴張，並保持吸氣、閉氣、吐氣的規律節奏。每次練習十至十五次深呼吸，每天可以練習兩回。

毛毯的厚度可以自行調整，讓自己舒服地躺在毛毯上，背部放鬆。

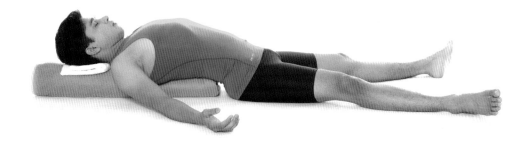

攤屍式腹部呼吸法 | Abdominal Breathing (in Shavasana)

1 攤屍式放鬆平躺。吸吐保持正常，不要刻意用力。

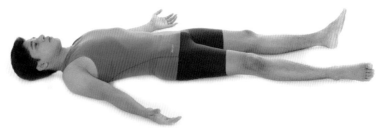

2 將右手掌放在肚臍上，左手掌放在胸口，感覺身體呼吸的節奏。如果已經熟悉此呼吸法，雙手則可以維持原本放鬆姿勢。

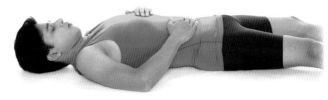

3 吸氣時，右手隨著腹部膨脹而抬高。

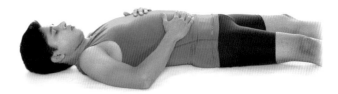

4 吐氣時，右手隨著腹部收縮而下降。右手不需用力，只需輕放在肚臍，感覺每一次的深層吸氣、吐氣。練習十至二十個吸吐。

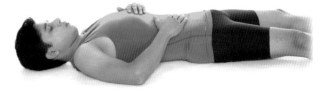

注意事項

1. 左手放在胸口是確保在一吸一吐之間，胸口、肩膀都不會隨腹部起伏，並且上背部維持貼地。

2. 每一個吸吐都是緩慢且深層的。吸氣時，肚臍上升到最高點，比胸口還高；吐氣，肚臍往地板方向內縮，達到最低點。

產後二到三週

可以做一些較柔和的腿部伸展動作，來消除下半身水腫。

腳踝伸展 | Ankle Stretching

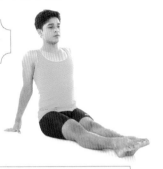

詳見第 64 頁說明。

膝蓋彎曲 | Knee Bending

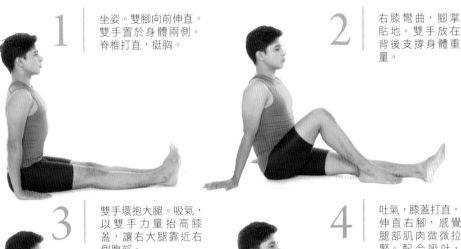

1 坐姿。雙腳向前伸直。雙手置於身體兩側。脊椎打直，挺胸。

2 右膝彎曲，腳掌貼地。雙手放在背後支撐身體重量。

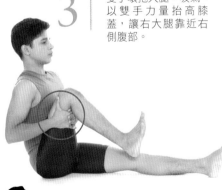

3 雙手環抱大腿。吸氣，以雙手力量抬高膝蓋，讓右大腿靠近右側腹部。

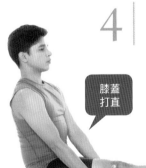

膝蓋打直

4 吐氣，膝蓋打直，伸直右腳，感覺腿部肌肉微微拉緊。配合吸吐，練習五次。右腳練習完畢換左腳。

注意事項

膝蓋彎曲伸展是比較費力的練習，如果背部有問題，高血壓或心臟病的人應避免。

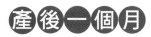

產後一個月

可練習腿部、臀部運動，例如單車運動練習、臀部旋轉、站姿直腿前彎式、山式站姿，再配合勝利式呼吸法（Ujjayi）。

背部扭轉 | Wide Leg Back Twist

1 平躺，下背部墊一條毛毯。放鬆地躺在地上，身體呈一直線，雙手放在身體兩側。雙腳與肩同寬，雙手打開至肩膀高度。

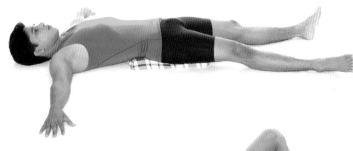

2 吸氣，雙腳屈膝，膝蓋朝上，腳掌貼地。

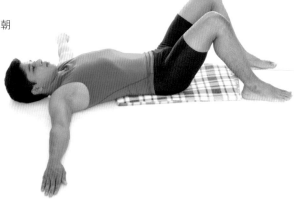

3 吐氣，雙腳平放到右邊地板上，膝蓋著地。頭向左轉。此時，兩邊肩膀不應離地。將右胸口向左邊轉，臀部、下半身向右轉，感覺脊椎的扭轉。停留五個吸吐。

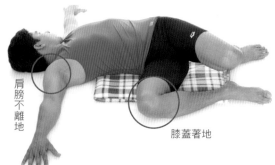

肩膀不離地

膝蓋著地

4 吸氣，腳回到中間。吐氣，左右換邊。如果練習時感到背痛，可以在膝蓋下方墊一塊瑜珈磚輔助，如此一來，背部就不會承受太多壓力。

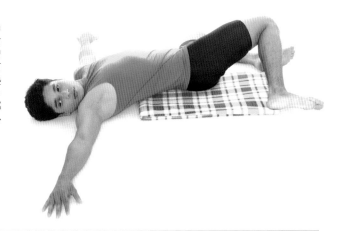

勝利式呼吸法 | Ujjayi

1 攤屍式，在背部墊一條毛巾。脊椎、頭部舒適的躺在地上。微微將下巴下壓，讓額頭比下巴還高大約兩公分，暢通呼吸道。雙手放在身體兩側，臉部肌肉、下顎、舌頭都處於放鬆的狀態。閉上雙眼，注意力放在喉嚨，想像氣體隨著吸吐進出喉嚨，而不是用鼻孔呼吸。放慢呼吸節奏，輕輕地震動聲帶，發出溫和的打呼聲。練習十至十二個吸吐。

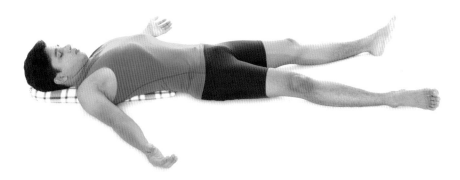

產後六到七週

可以開始練習 Supta virasana 躺姿英雄式（詳見第 66 頁）與拜日式，練習時，步調需放慢，不要急著追求速度。同時，應避免如壓腿排氣式過度伸展髖部的體位法。

七週後，就能從各種基本的體位法開始練習，慢慢找回生產前練瑜珈的步調了。不過，以上只是最簡易的建議，每個人應該依照自己身體狀況調適，有必要時，仍需和醫生商討後，再開始練習。

八
改善不良站姿，看起來更有精神

　　很多人為了愛美而穿咬腳的鞋、喜歡用三七步站立、走路內八或外八卻渾然不覺……這些不良站姿，因為腿部肌肉的施力點不對，而使得腿部變形，連帶造成臀部外擴、小腹凸出、胸部下垂、坐骨神經痛、駝背等問題。同時，不好的站姿，會讓你看起來沒精神，體態大打折扣。

　　不良站姿還會造成脊椎側彎，等時間一久、年紀大一點，歪斜的脊椎與骨盆更會影響身體代謝及心肺功能，嚴重甚至會引發退化性關節炎。其實很多人都有輕微的脊椎側彎，也就是彎曲的弧度在 20 度以內，這種情況下，可以藉由瑜珈或其他運動來矯正。如果是超過二十度的脊椎側彎，就必須接受醫師治療獲得改善。

　　本課程共有八個動作：

　　1.舉臂式（靠牆）→ 2.屈膝前彎式→ 3.貓式（配合吸吐）→ 4.開腿前彎英雄式→ 5.頭碰膝式（瑜珈繩輔助）→ 6.扣指鱷魚式→ 7.側邊扭轉式→ 8.攤屍式（毛毯輔助）

　　可依個人時間選擇其中部份動作練習，或是練習完全套動作效果最佳！

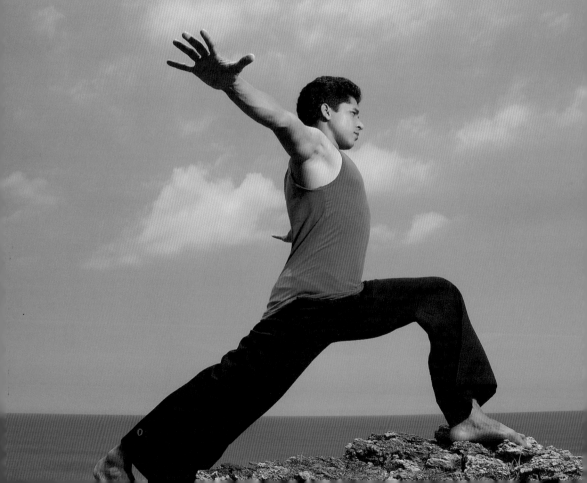

舉臂式（靠牆）| Hasta Uttanasana (with wall)

1 | 預備站姿。 雙腳併攏或微開站立，膝蓋打直。雙手置於身體兩側。脊椎打直，挺胸。

2 | 吸氣，雙手高舉過頭，向上伸展。隨著手臂的伸展，拉長脊椎，胸部、腹部也隨之向上伸展。手與背部貼牆，肩膀向後打開。雙眼向上看。停留五個吸吐後放鬆。練習三回。

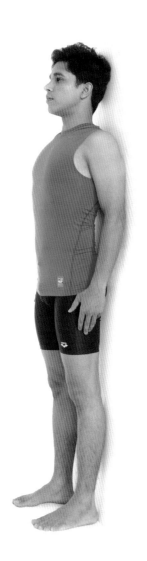

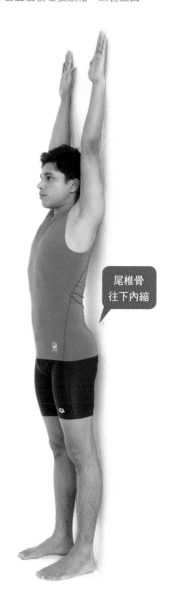

尾椎骨往下內縮

改善不良站姿，看起來更有精神

209

屈膝前彎式 | Prasarita Padottanasana (with inter lock finger)

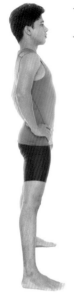

1 預備站姿。 脊椎打直，挺胸。雙腳打開與肩同寬，雙手插腰。

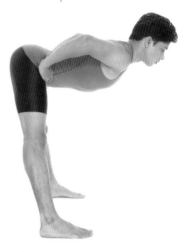

2 吐氣，上半身前彎，背部平行地面。

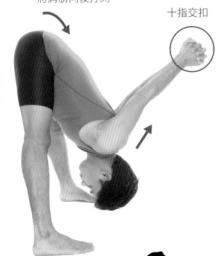

3 上半身持續前彎，讓腹部貼近大腿、胸部貼近膝蓋。臀部向上抬高。雙手放到背後，十指交扣。接著，雙手打直抬高，將肩膀向後打開。

臀部抬高

十指交扣

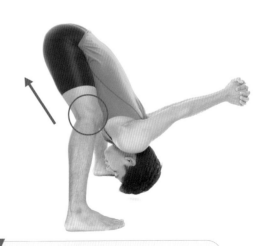

4 膝蓋微微彎曲，將頭部放在雙腳之間。停留五個吸吐後放鬆。先將雙手放開，接著慢慢將膝蓋打直、上半身回到中心。

注意事項

有背痛、膝傷的人可以一開始就屈膝練習。如步驟 4 的圖。

貓式（配合吸吐）| Marjariasana Movement

詳見第 128 ～ 129 頁説明。

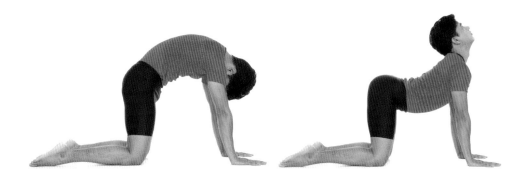

開腿前彎英雄式 | Virasana (wide legs forword bend)

詳見第 134 頁説明，但練習時在臀部下方放一個枕頭。

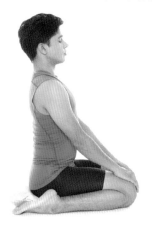 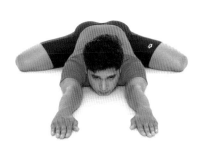

注意事項

1. 根據膝蓋的狀況調整枕頭的高度，讓自己在練習時處於最舒適、放鬆的狀態。練習時會膝蓋痛的人，應該增加枕頭的高度。
2. 此體位法也可以配合呼吸一同練習。

頭碰膝式（瑜珈繩輔助） Janushirasana
(with yoga belt)

1 | 坐姿。雙腳向前伸直。雙手置於身體兩側。脊椎打直，挺胸，頭擺正。

2 | 右腿彎曲，右腳跟靠近身體，右腳掌貼近左大腿內側，右膝貼近地面。左腿伸直，腳尖朝上。

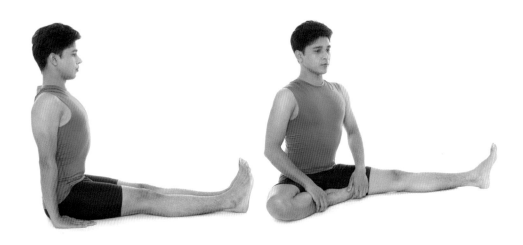

3 | 瑜珈繩繞過左腳板，雙手抓住繩子兩端，手肘打直。左大腿向地板下壓。

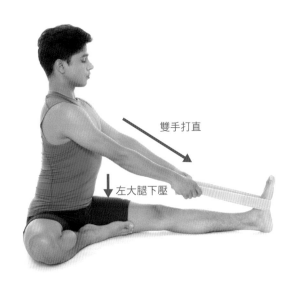

雙手打直

左大腿下壓

4　吐氣，雙手拉繩將上半身向前伸展，延伸
　脊椎。腹部貼近大腿。停留數個吸吐。

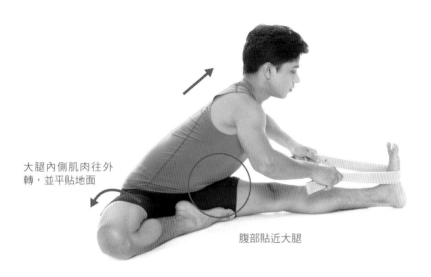

大腿內側肌肉往外
轉，並平貼地面

腹部貼近大腿

5　身體再向前彎，讓胸部貼近膝蓋、額頭貼近小
　腿。手肘向外打開，雙手拉緊瑜珈繩，進一步
　的伸展腿部肌肉。停留五至七個吸吐後，吸
　氣，放鬆，回到坐姿。

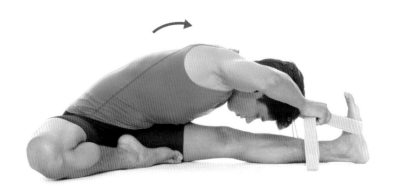

扣指鱷魚式 | Makrasana (interlock fingers)

詳見第 186 ～ 187 頁說明。

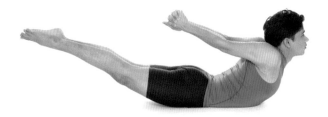

側邊扭轉式 | Pawanmuktasana Twisting

詳見第 57 頁說明。

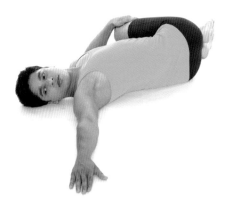

攤屍式（毛毯輔助） | Shavasana (with blanket)

最後以本動作作為課程的結束動作，詳見第 16-17 頁說明。

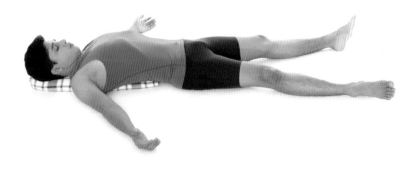

九

消除靜脈曲張，雙腿不腫脹

　　造成靜脈曲張的原因是靜脈瓣膜機能不全、長期久站久坐、穿太緊的褲子，或是天生遺傳因素導致。由於血液淤積在腿部，沒辦法回流到心臟，而形成腿部靜脈擴張、浮出皮膚表面。靜脈曲張的腿部肌膚，會出現青紫色的蜘蛛網狀血管，並且感到雙腿腫脹、酸麻；嚴重的話，則會有明顯青筋，好像有一條條蚯蚓攀附腿部。靜脈曲張不僅影響美觀，情況加劇的話，更會影響健康。下列練習，所有抬高雙腳、倒立的姿勢，例如：倒箭式、肩立式、犁式，都具有舒緩靜脈曲張的效果。

　　本課程共有九個動作：

　　1. 站姿直腿前彎式→ 2. 下犬式→ 3. 英雄式坐姿（枕頭輔助）→ 4. 躺姿英雄式→ 5. 直腿前彎背部伸展姿勢（瑜珈繩輔助）→ 6. 倒箭式→ 7. 肩立式→ 8. 牛面式（毛毯輔助）→ 9. 攤屍式

　　可依個人時間選擇其中部份動作練習，或是練習完全套動作效果最佳！

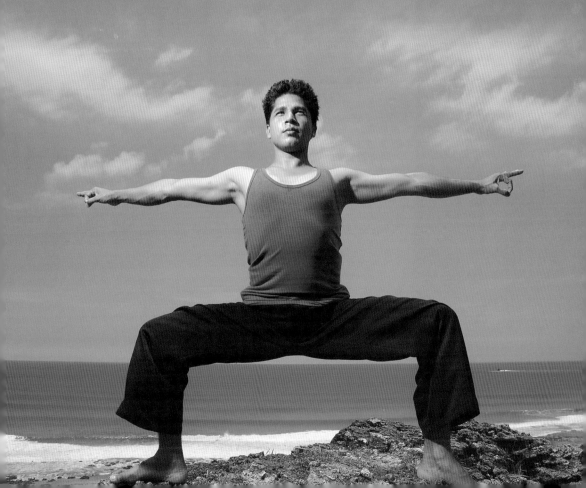

站姿直腿前彎式
Pad Hastasana

詳見第 163 頁說明。

下犬式
Adho Mukha Svanasana

詳見第 29 頁說明。

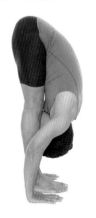

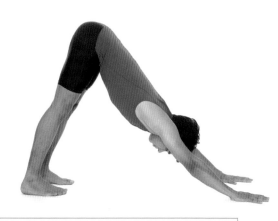

英雄式坐姿（枕頭輔助）| Virasana (with pillow)

坐姿，雙腳彎曲，腳趾向外。腳跟分開與肩膀同寬，在腳跟之間放一枕頭，讓臀部舒服地坐在枕頭上。雙手放在膝蓋上。挺胸，背脊打直。閉上雙眼，正常吸吐，全身放鬆。

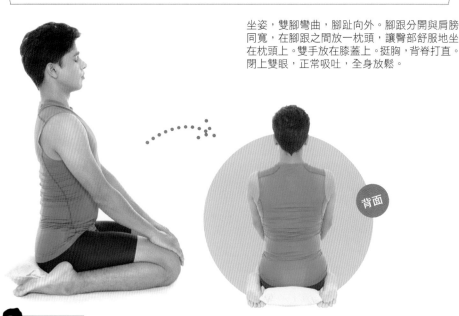

背面

注意事項

1. 如果感覺腳不舒服，可以在腳踝下墊一條毛巾。
2. 如果膝蓋不舒服，可加高枕頭高度。

躺姿英雄式 | Supta Virasana

詳見第 198 ~ 199 頁説明。

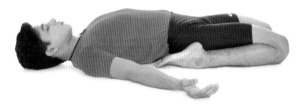

直腿前彎背部伸展姿勢（瑜珈繩輔助）
Paschimottanasana (with yoga belt)

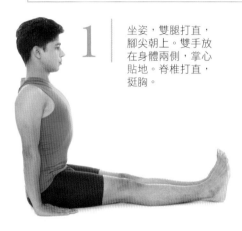

1 坐姿，雙腿打直，腳尖朝上。雙手放在身體兩側，掌心貼地。脊椎打直，挺胸。

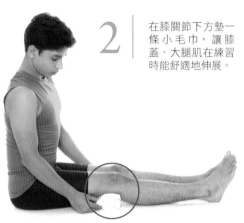

2 在膝關節下方墊一條小毛巾，讓膝蓋、大腿肌在練習時能舒適地伸展。

3 吐氣，將瑜珈繩繞過腳板，雙手拉繩。吸氣，挺胸，下腹部向前伸展，大腿向地板下壓。

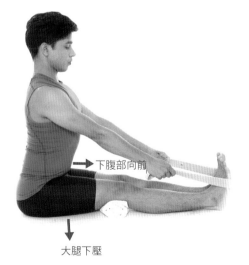

→ 下腹部向前

↓ 大腿下壓

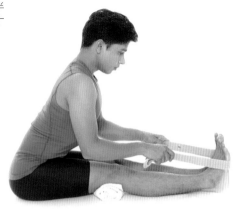

4 吐氣，手肘彎曲，雙手拉繩帶動上半身前彎。停留在這個姿勢十五至二十秒。

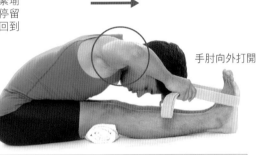

5 如果覺得柔軟度夠，可以再慢慢把身體向前彎，讓胸部貼近膝蓋、額頭貼近小腿。手肘向外打開，雙手拉緊瑜珈繩，進一步的伸展腿部肌肉。停留五至七個吸吐後，吸氣，放鬆，回到坐姿。

手肘向外打開

倒箭式
Viparit Karaniasana

詳見第 148 頁説明。步驟相同，唯有在肩膀和頸部後面墊毯子，給予頸部與頭部支撐。

肩立式
Sarvangasana

詳見第 136 頁説明。

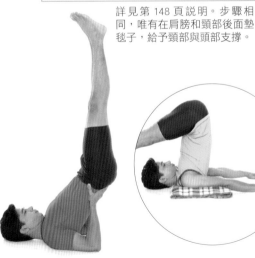

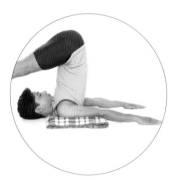

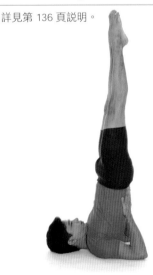

牛面式（毛毯輔助） | Gomukhasana (with blanket)

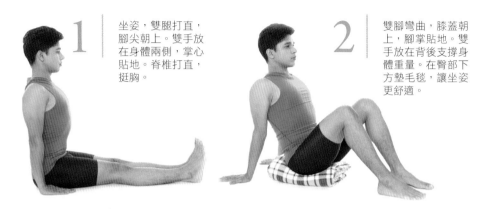

1 坐姿，雙腿打直，腳尖朝上。雙手放在身體兩側，掌心貼地。脊椎打直，挺胸。

2 雙腳彎曲，膝蓋朝上，腳掌貼地。雙手放在背後支撐身體重量。在臀部下方墊毛毯，讓坐姿更舒適。

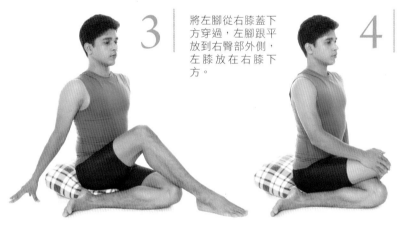

3 將左腳從右膝蓋下方穿過，左腳跟平放到右臀部外側，左膝放在右膝下方。

4 接著將右膝蓋疊到左膝蓋上，右腳放到左臀部外側。

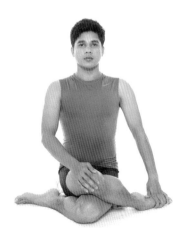

5 雙腳膝蓋互相靠近，向下下壓。雙手放膝蓋上。肩膀放鬆，背部打直。

6 | 右手高舉過頭，手臂貼近耳朵，指尖朝上。左手放鬆放在身體外側。

7 | 接著右手向下，左手向上，雙手互握。此時，右肩放鬆、左肩向後拉緊。以雙手緊握的力量平衡左右肩膀。停留五至七個吸吐。雙手、雙腿放鬆，左右換邊，重複上述步驟。

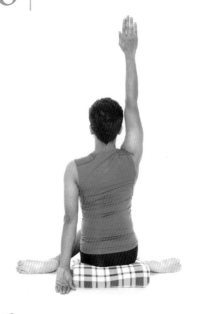

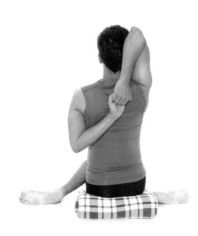

注意事項

雙手如果無法在背後互相緊握，可以使用瑜珈繩輔助。

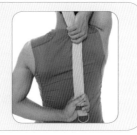

攤屍式 | Shavasana

最後以本動作作為課程的結束動作，詳見第 16-17 頁說明。

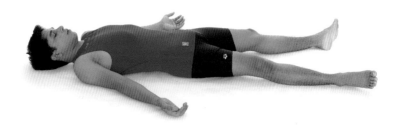

雕塑腿部線條，
贅肉與蘿蔔腿都消失

　　本課程提供幾種體位法，可以增加腿部肌力，消除大腿贅肉與蘿蔔腿，同時也促進腿部循環，讓雙腿不再浮腫。

　　本課程共有八個動作：

　　1. 扭轉山式（腳跟離地）→ 2. 椅子式（腳跟離地）→ 3. 金字塔式→ 4. 金剛式→ 5. 虎式變化式
→ 6. 單腳蝗蟲式（腳踝拉緊）→ 7. 手抓腳趾躺式→ 8. 攤屍式

　　可依個人時間選擇其中部份動作練習，或是練習完全套動作效果最佳！

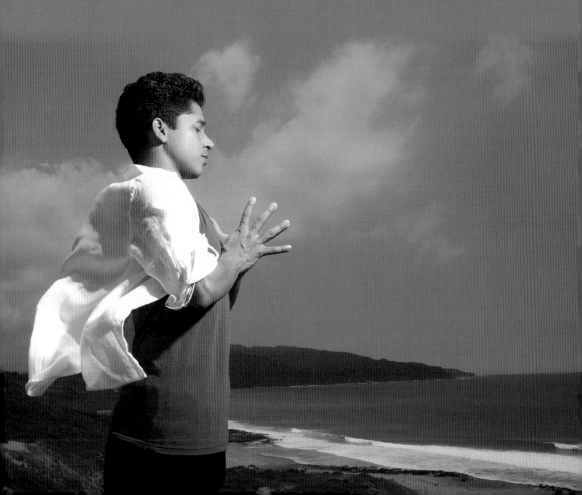

扭轉山式（腳跟離地）| Tadasana Twist (heels up)

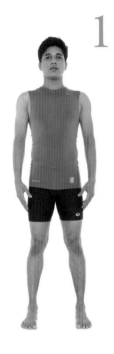

1 預備站姿。雙腳打開與肩同寬，膝蓋打直。雙手置於身體兩側。脊椎打直，挺胸。

2 從山式開始。雙手高舉過頭，十指互扣，掌心朝上。膝蓋打直，雙腳，以腳尖平衡、站立。雙眼注視前方。

腳跟離地

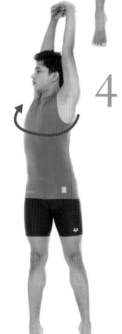

3 吐氣，上半身向右轉，腳跟離地、膝蓋打直。以雙手伸展力量將身體向上延伸。下半身不轉動，仍面向前方。頸部與臉部放鬆，停留五至七個吸吐。放鬆，身體回到中心，腳跟踩地，雙手放在頭頂。

4 吐氣，上半身向左轉。換邊練習，重複步驟3。配合吸吐，練習兩回。

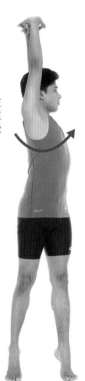

椅子式（腳跟離地）| Utkatasana (heels up)

1 預備站姿。 雙腳打開與肩同寬，膝蓋打直。雙手置於身體兩側。脊椎打直，挺胸。

2 吸氣，雙手高舉過頭，掌心向內，指尖朝上。將大腿、臀部、胸部、肩膀向上伸展，感受脊椎不斷地被拉長。雙腳與肩同寬，膝蓋微彎，腳跟離地。

3 再屈膝至深蹲姿勢，大腿平行地面。雙手姿勢不變，持續伸展脊椎。挺胸，肩胛骨內縮互相靠近。頭擺正，雙眼直視前方。停留五個吸吐。

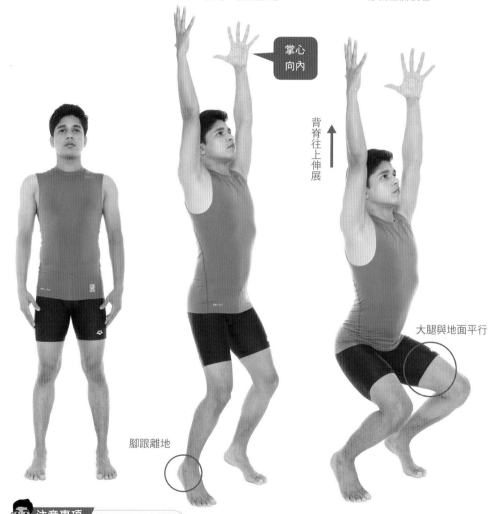

掌心向內

背脊往上伸展

雕塑腿部線條，贅肉與蘿蔔腿都消失

223

大腿與地面平行

腳跟離地

注意事項

膝蓋不適的人應避免此練習。

金字塔式 | Parsvottanasana

1 預備站姿。雙腳併攏或微開站立，膝蓋打直。雙手置於身體兩側。脊椎打直，挺胸。

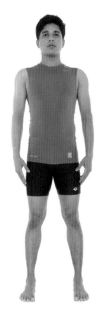

2 雙腳打開約六十至九十公分，視自己身高調整寬度。雙手插腰，頭擺正，肩膀放鬆。

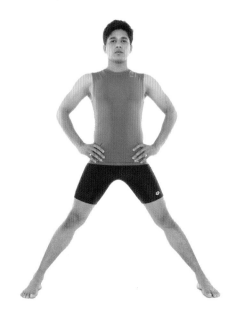

3 腳尖向左轉，腰部以上也向左轉。

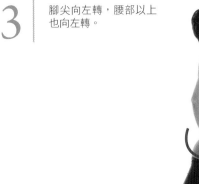

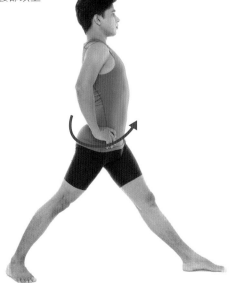

4 吐氣，上半身前彎，背部平行地面。手臂打直，指尖頂地。把注意力放在小腿與大腿肌肉的伸展，並持續將腳跟向地面下壓。

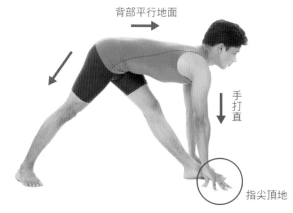

背部平行地面

手打直

指尖頂地

5 雙手向左前伸直，掌心貼地。讓腹部貼近左大腿，膝蓋貼近左膝蓋，額頭貼近左小腿。停留五個吸吐後，吸氣，回到站姿。左右換邊，重複上述步驟。

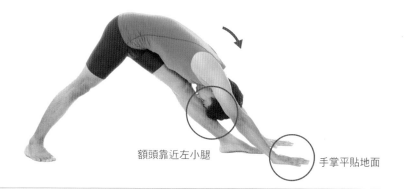

額頭靠近左小腿

手掌平貼地面

金剛式 | Vajrasana

詳見第 18 頁說明。

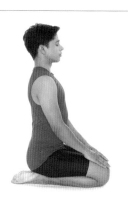

虎式變化式 | Vyaghrasana variation

步驟與虎式相同，唯有腳向後抬高伸展時，將腳跟再向後伸展。

1 貓式。掌心貼地、手臂伸直，膝蓋著地、大腿打直，趴跪在地面。腳尖踩地。

2 將右腳向後伸直，呈一斜直線。感覺背部、右腳肌肉拉緊。用雙手、左腳腳尖這三點平衡。雙眼向前看。停留在這個姿勢數秒。

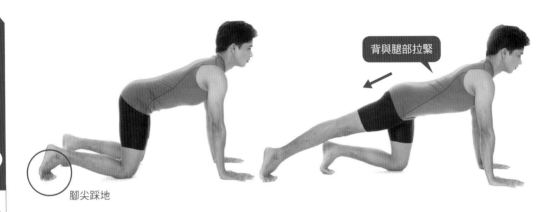

背與腿部拉緊

腳尖踩地

3 右腳抬高至舒適的高度。右腳跟向後推，腳底板微微拉緊，腳趾朝向身體方向。保持身體平衡，身體不向右傾。持續將右腳抬高，感受脊椎、背部及腿部的伸展。停留五至七個吸吐。吐氣，放鬆，回到貓式。左右換邊，重複上述步驟。

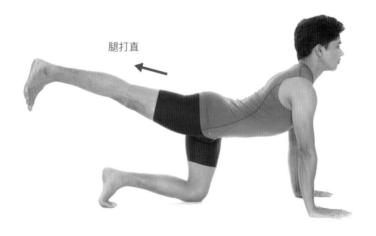

腿打直

單腳蝗蟲式（腳踝拉緊） | Eka Pada Shalabhasana (ankle flexed)

1 趴姿，雙腳併攏，雙手放在身體兩側，
額頭貼地。保持正常吸吐。

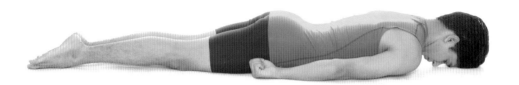

2 吸氣，視柔軟度將右腳盡可能抬高，膝蓋打直，右腳跟向後推，腳
底板微微拉緊，腳趾朝向身體方向。此時，背部與右腿肌肉微微緊
繃，但胸部、肩膀與臉部肌肉呈放鬆狀態。背部應該保持左右平衡，
右側身體不可以翹起。停留五個吸吐後放鬆，換練習左腳。

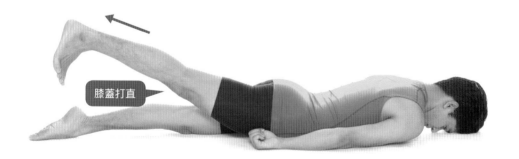

膝蓋打直

注意事項

如果感覺頸部不適，可將頭部側放在任一邊。

手抓腳趾躺式 | Supta Padangusthasana

1 平躺，雙腳併攏，雙手放在身體兩側，身體呈一直線。

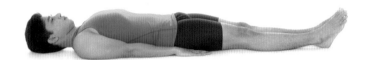

2 右腳抬離地面四十五度。右腳跟向後推，腳底板微微拉緊，腳尖朝上。

腳尖朝上

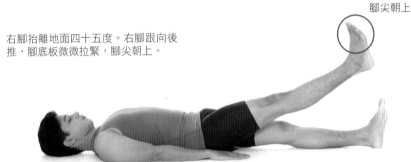

3 屈右膝，將右腳朝身體方向貼近，大腿貼近腹部、膝蓋貼近胸口。

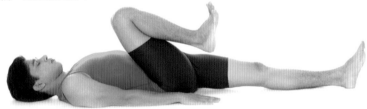

4 以右手大姆指、食指與中指抓住右腳大拇指。此時左腳仍保持伸直貼地。背部直、肩膀打正。

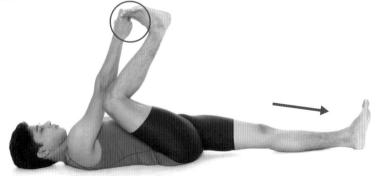

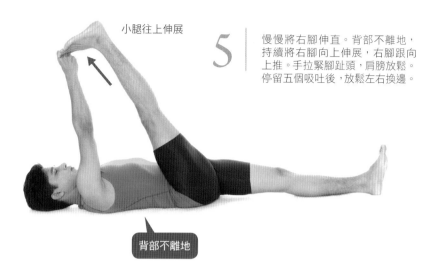

小腿往上伸展

背部不離地

5

慢慢將右腳伸直。背部不離地，持續將右腳向上伸展，右腳跟向上推。手拉緊腳趾頭，肩膀放鬆。停留五個吸吐後，放鬆左右換邊。

注意事項

柔軟度不夠的人，可以使用瑜珈繩輔助。將瑜珈繩繞過腳板，雙手握繩練習。

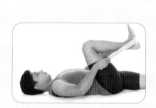
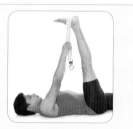

攤屍式 | Shavasana

最後以本動作作為課程的結束動作，詳見第 16-17 頁說明。

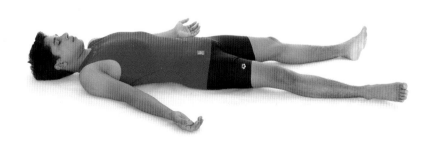

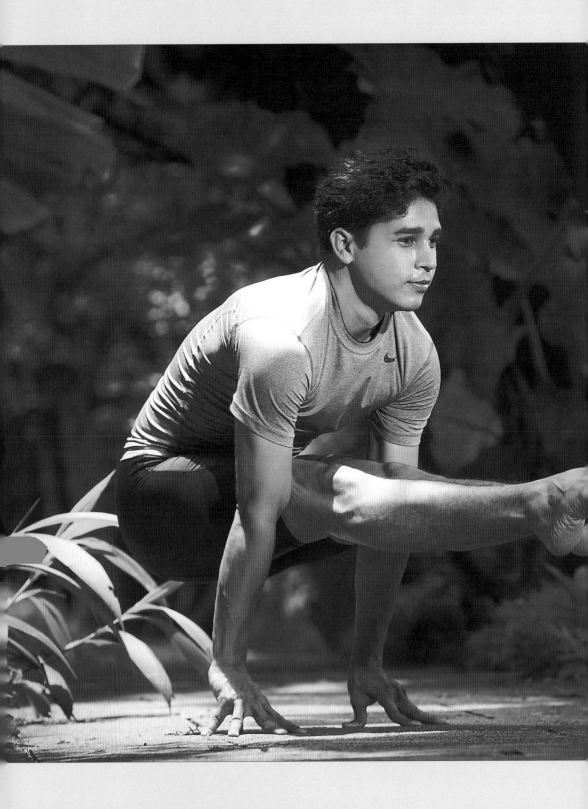

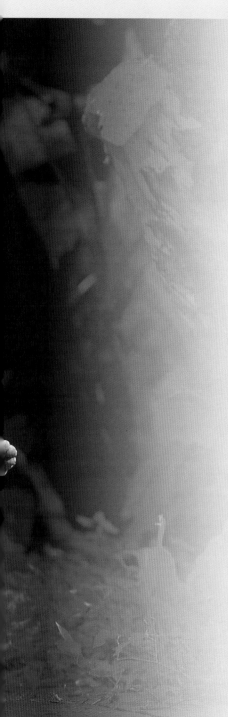

Chapter 4

提高免疫力
不再怕生病！

英文裡常說「You are what you eat」，「人如其食」，
一點也沒錯，飲食可以反映一個人的健康狀況。如果說
得廣義一點，「人如其食」也包含了食物從嘴巴進入消
化系統，在腸道吸收分解，最後剩餘殘渣被排出體外的
過程。如果腸道長期不健康、不容易消化，一吃完東西
就想拉肚子，或者容易便秘、脹氣，這樣不僅會干擾我
們的日常作息與心情，連帶的將導致免疫力下降，讓我
們看起來沒精神又委靡，一下子就老了好幾歲。

你可能不知道，腸道不只是重要的消化器官，同時
也跟免疫力息息相關，因為人體內七成的免疫細胞都集
中於此。腸道與上消化道的口腔、食道相連，等於對外
在環境開放，容易遭到細菌和各種毒素侵襲，再加上食
物的殘渣餘留，成為病菌滋生的溫床，這就是為什麼我
們需要小腸內的免疫細胞、大腸的腸道菌替身體把關。
所以，維持腸道健康，是身體免疫力強弱的關鍵。

要保健消化系統、增強免疫力，除了從飲食著手，

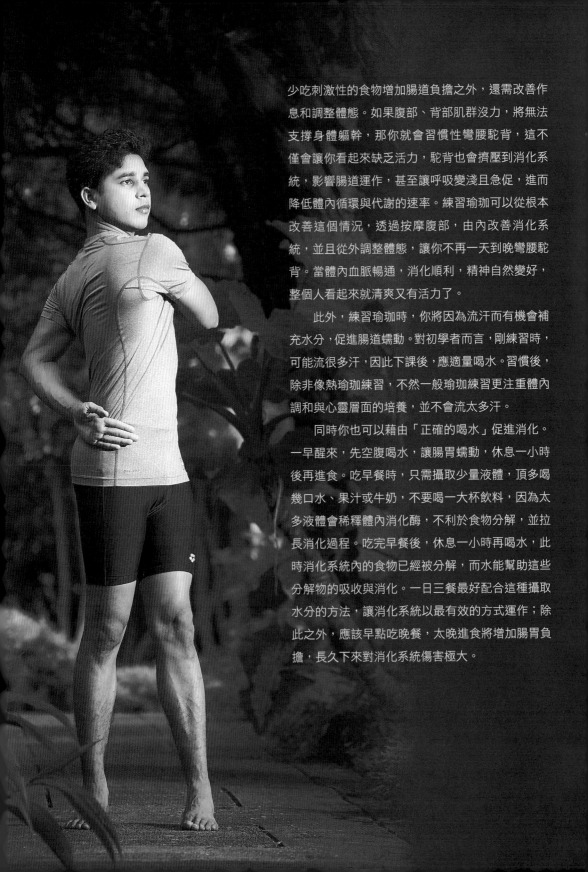

少吃刺激性的食物增加腸道負擔之外，還需改善作息和調整體態。如果腹部、背部肌群沒力，將無法支撐身體軀幹，那你就會習慣性彎腰駝背，這不僅會讓你看起來缺乏活力，駝背也會擠壓到消化系統，影響腸道運作，甚至讓呼吸變淺且急促，進而降低體內循環與代謝的速率。練習瑜珈可以從根本改善這個情況，透過按摩腹部，由內改善消化系統，並且從外調整體態，讓你不再一天到晚彎腰駝背。當體內血脈暢通，消化順利，精神自然變好，整個人看起來就清爽又有活力了。

此外，練習瑜珈時，你將因為流汗而有機會補充水分，促進腸道蠕動。對初學者而言，剛練習時，可能流很多汗，因此下課後，應適量喝水。習慣後，除非像熱瑜珈練習，不然一般瑜珈練習更注重體內調和與心靈層面的培養，並不會流太多汗。

同時你也可以藉由「正確的喝水」促進消化。一早醒來，先空腹喝水，讓腸胃蠕動，休息一小時後再進食。吃早餐時，只需攝取少量液體，頂多喝幾口水、果汁或牛奶，不要喝一大杯飲料，因為太多液體會稀釋體內消化酶，不利於食物分解，並拉長消化過程。吃完早餐後，休息一小時再喝水，此時消化系統內的食物已經被分解，而水能幫助這些分解物的吸收與消化。一日三餐最好配合這種攝取水分的方法，讓消化系統以最有效的方式運作；除此之外，應該早點吃晚餐，太晚進食將增加腸胃負擔，長久下來對消化系統傷害極大。

告別便秘，腸道從此好順暢

平常已經十分忙碌的你，如果排便不順暢，相信再美好的一天也會蒙上陰霾。排便問題又以便秘最常見，長期便秘將使宿便的毒素累積體內，可能引發許多症狀，如腹痛、頭痛、小腹變大、青春痘、呼吸問題等。

便秘的成因有很多，不過大部分的人都是因為作息顛倒、飲食不均衡、缺乏膳食纖維、不常運動導致腹肌無力等。最根本的改善方式，可以從飲食著手：多花點心思在食物上，控管吃進肚子裡的食物品質與質量吧！ 吃對食物，將減少有害物質囤積體內，再配合瑜珈練習促進消化、強化腹部肌肉，並補充足夠的水份，就可以改善排便不順暢的困擾。

本課程共有十個動作：

1. 開手山式→ 2. 開手半月式→ 3. 風吹樹式（手勢變化）→ 4. 腰轉式→ 5. 花環式→ 6. 脊椎扭轉式→ 7. 眼鏡蛇式→ 8. 弓式→ 9. 臍鎖→ 10. 攤屍式

可依個人時間選擇其中部份動作練習，或是練習完全套動作效果最佳！

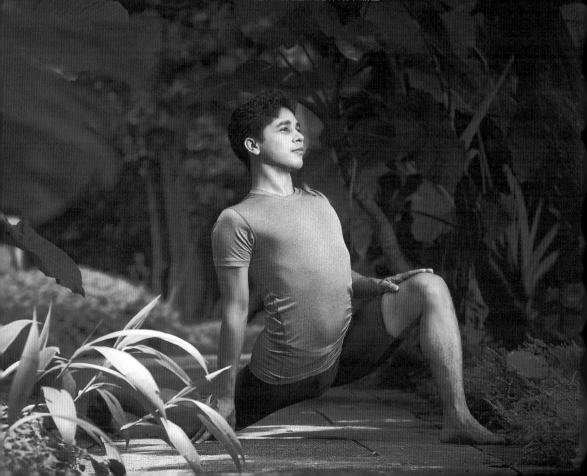

開手山式 | Tadasana (open hands)

1 預備站姿。 雙腳併攏或微開站立，膝蓋打直。雙手置於身體兩側。脊椎打直，挺胸。

2 雙臂高舉過頭，打開與肩同寬，掌心向內，上臂貼近耳朵。雙腳腳跟離地。吸氣，雙手伸展帶動上半身向上伸展。打開肩膀。膝蓋打直，腳跟離地腳尖踩地。頭擺正，雙眼向上注視一定點。停留五至七個吸吐後，吐氣，放鬆，回到站姿。練習兩回。

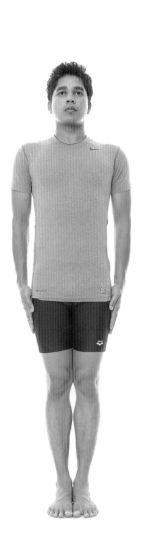

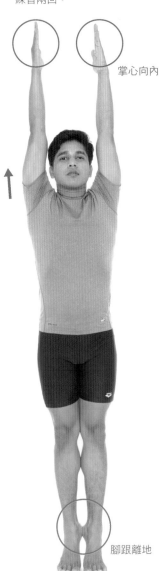

掌心向內

腳跟離地

開手半月式 | Ardha Chandrasana (open hands)

1 預備站姿。雙腳併攏。雙手置於身體兩側。脊椎打直，挺胸。

2 雙腳打開與肩同寬。吸氣，雙手高舉過頭，打開與肩同寬。手臂貼緊耳朵，掌心向內。

3 吐氣，雙手、上半身也向後伸展，背部後仰呈弓形。頭微後仰，下巴抬高。停留五個吸吐後，吸氣，回到站姿。

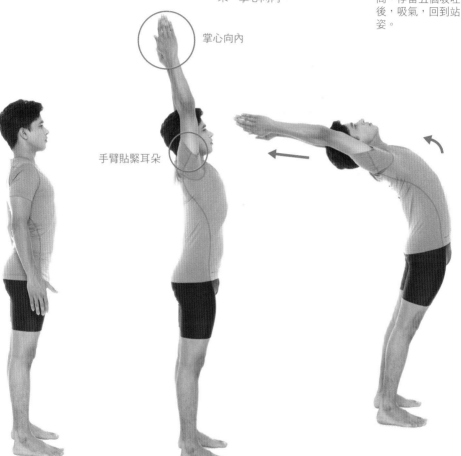

掌心向內

手臂貼緊耳朵

 注意事項

練習時如果有頭痛、暈眩等不適現象，或是有背痛問題的人，應避免後仰的動作。

風吹樹式 (手勢變化) | Tiryaka Tadasana variation

1 預備站姿。 雙腳併攏，膝蓋打直。雙手置於身體兩側。脊椎打直，挺胸。

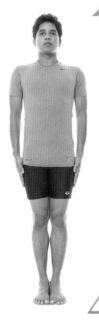

2 雙腳打開與肩同寬。吸氣，將大腿、臀部、背部、胸部向上伸展。雙手合十高舉過頭，食指指天。

雙手合十，食指指天

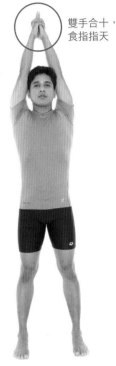

3 吐氣，從腰部以上，慢慢向左側傾斜。此時身體應維持在同一平面，上半身不要前傾或後仰。

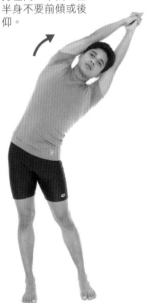

4 停留五至七個吸吐。放鬆，回到站姿。吐氣，左右換邊，重複上述步驟。

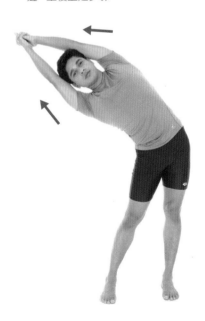

腰轉式 | Kati Chakrasana

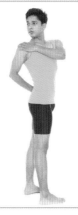

詳見第 55 頁說明。

花環式 | Malasana

1 | 預備站姿。 雙腳併攏。
雙手置於身體兩側。脊椎
打直，挺胸。

2 | 雙腳打開稍稍比
肩膀寬。雙手插
腰。

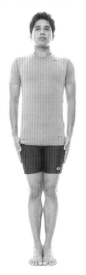

3 | 將雙手合十
擺在胸前。

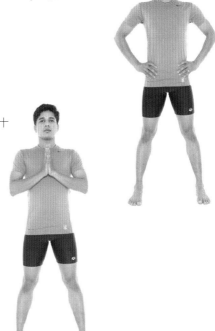

4 | 吐氣，屈膝半蹲，雙手支撐在膝蓋上。肩膀向後打開。大腿肌肉用力，腳掌踩地。

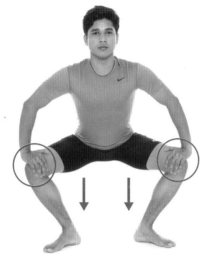

雙手支撐在膝蓋上

5 | 蹲下。雙手合十 ，手肘兩端頂住膝蓋內側，將膝蓋向外推，伸展大腿內側與髖關節。挺胸，將尾椎向下伸展、上背向上伸展。依自己的柔軟度調整雙腳寬度。停留五個吸吐。

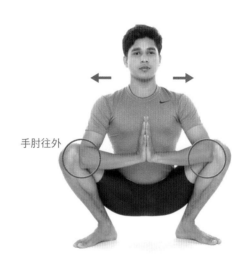

手肘往外

注意事項

如果半蹲膝蓋不舒服的人，可以坐在瑜珈磚或枕頭上練習此體位法。

脊椎扭轉式 | Vakrasana

詳見第 165 頁說明。

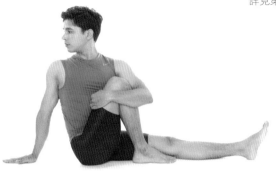

眼鏡蛇式 | Bhujangasana

詳見第 119 ～ 120 頁說明。

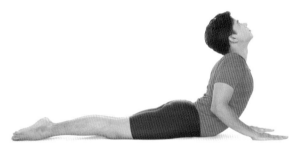

弓式 | Dhanurasana

詳見第 87 頁說明。

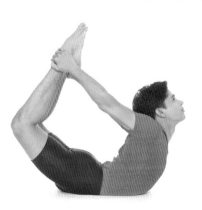

鎖印 | Bandha

　　Bandha 在梵文裡有「鎖」、「扣住」的意思。瑜珈鎖印，指的是將流動在體內的生命能量，也就是所謂的「氣」（prana），鎖在身體特定部位，再導引到中脈（sushumna），喚醒心靈。藉由控制氣的聚集與流動，就能提升體位法和呼吸法練習的功效。一開始應該單獨練習鎖印，等到掌握訣竅之後，再配合體位法、呼吸法一起練習。鎖印是比較高階的瑜珈練習，應該先經由專業瑜珈老師指導後，再自行練習。

　　在瑜珈裡有四種鎖印：喉鎖（jalandhara bandha）、臍鎖（uddiyana bandha）、根鎖（moola bandha）及結合前三者的大鎖印（maha bandha）。以下介紹的「臍印」，主要練習的部位位於肚臍與橫隔膜之間，能夠強化心臟與腹部的力量。

臍鎖 | Uddiyana Bandha

1 預備站姿。 雙腳併攏。雙手置於身體兩側。脊椎打直，挺胸。

2 雙手插腰，雙腳打開約五十公分寬。頭擺正，正常吸吐。

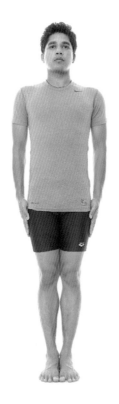

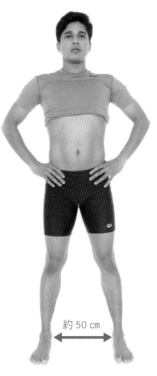

約 50 cm

3 | 上半身前彎。膝蓋微彎，雙手打直，手掌放在膝蓋上。從鼻子深吸氣，再從嘴巴、鼻子把肺部的氣完全吐出後，閉氣。然後將肚臍與腹部往脊椎方向內收，此時你會感覺肋骨被提起、橫隔膜向上收縮。背弓起，下巴向胸口下壓。依自己的舒適程度，持續閉氣十秒。請記住全程閉氣都不應有吸吐的動作重複練習三次。

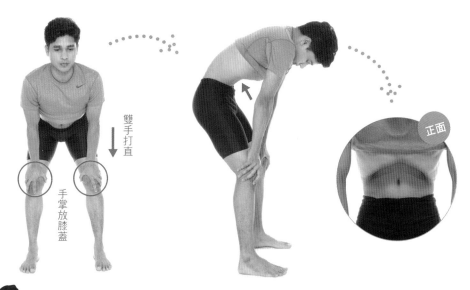

雙手打直

手掌放膝蓋

正面

注意事項

1. 臍鎖屬於進階的瑜珈練習，需要有專業瑜珈指導後再自行練習。
2. 練習臍鎖時，一開始的深呼吸結束後，就沒有再進行吸吐的動作。因此將腹部內收後，是處於停息的狀態，不要吸氣或吐氣。
3. 依照自己的程度，可拉長閉氣的時間。

攤屍式 | Shavasana

最後以本動作作為課程的結束動作，詳見第 16-17 頁說明。

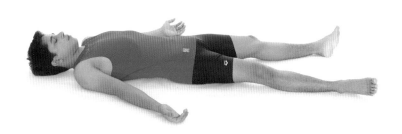

改善消化不良，擺脫惱人胃脹氣

　　吃太快、吃太多或三餐不定時，都會產生消化不良或脹氣問題。船式、鱷魚式、壓腿排氣式等趴在地上、壓腹部的體位法利於排氣，能促進氣體在消化系統內，向上或下移動排出體外。此外，改善便秘的體位法，也適用於改善消化不良的問題。如果吃飽後，覺得肚子賬賬的不舒服，休息大約兩個半小時之後，就可以練習瑜珈。

　　本課程共有七個動作：

　　1. 半龜式→ 2. 蓮花前彎式→ 3. 鱷魚式（抱頭扣指）→ 4. 壓腿排氣式→ 5. 扣指屈膝船式→ 6. 橋式→ 7. 攤屍式

　　可依個人時間選擇其中部份動作練習，或是練習完全套動作效果最佳！

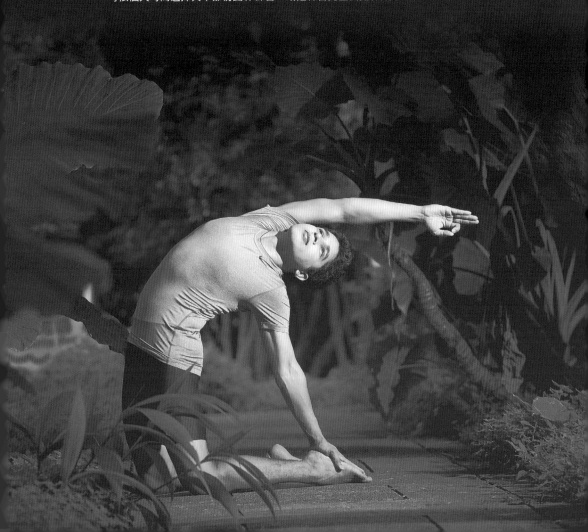

半龜式 | Ardha Kurumasana

1 金剛坐姿。雙腳彎曲坐在腳跟上，膝蓋併攏，腳趾向外。雙手放在膝蓋上。挺胸，背脊打直，頭擺正。閉上雙眼，正常吸吐，全身放鬆。

雙手合十，指尖朝上

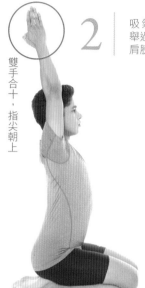

2 吸氣，雙手合十高舉過頭，指尖朝上。肩膀向後打開。

3 吐氣，上半身前彎，腹部貼近大腿，胸部貼近膝蓋，將下手臂平放在地上。臀部不隨著身體前彎而翹起。

4 將鼻尖、額頭貼地，頭放在雙手之間。閉上雙眼，感覺腹部的吸吐起伏。停留五至七個吸吐後，以雙手支撐，身體回到中央，回到金剛坐姿。

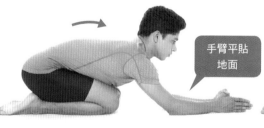

手臂平貼地面

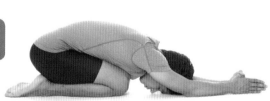

注意事項

為避免前彎時，背部累積太多壓力，膝蓋有問題的人可以在臀部下方墊枕頭，背部有問題的人可以在額頭下墊瑜珈磚。

蓮花前彎式 | Yoga Mudra

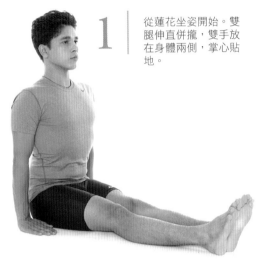

1 從蓮花坐姿開始。雙腿伸直併攏，雙手放在身體兩側，掌心貼地。

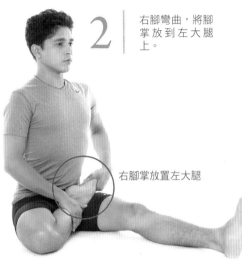

2 右腳彎曲，將腳掌放到左大腿上。

右腳掌放置左大腿

3 接著左腳彎曲，將腳掌放到右大腿上。腳掌朝上，腳跟貼近鼠蹊部。盡量將雙膝碰到地板。

4 雙手放在膝蓋上，呈意識手印或智慧手印。挺胸，背脊打直，頭擺正。閉上雙眼，正常吸吐，全身放鬆。

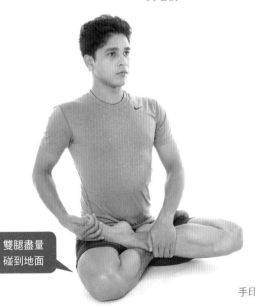

雙腿盡量碰到地面

手印

手印

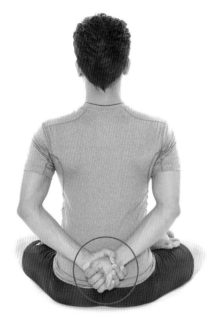

5 雙手放到背後。右手握拳，左手握右手腕。肩膀向後打開，脊椎向上伸展。

右手握拳，左手握右手腕

6 吐氣，上半身前彎，腹部貼近腳掌。

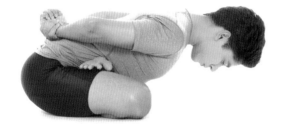

7 上半身持續向前伸展，直到鼻尖、額頭貼地。閉上雙眼，感覺腹部的吸吐起伏。停留五至七個吸吐後，鬆開雙手，回到蓮花坐姿。

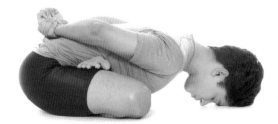

 額頭貼地

鱷魚式（抱頭扣指） | Makrasana (hands on head)

1 趴姿，雙腳伸直併攏，額頭貼地，雙手放在身體兩側。

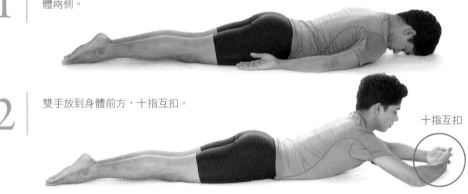

2 雙手放到身體前方，十指互扣。

十指互扣

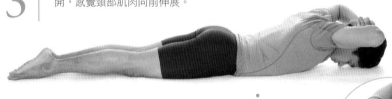

3 雙手十指緊扣放在後腦杓，手肘向左右兩側打開，感覺頸部肌肉向前伸展。

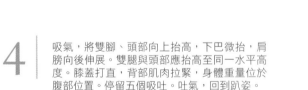

4 吸氣，將雙腳、頭部向上抬高，下巴微抬，肩膀向後伸展。雙腿與頭部應抬高至同一水平高度。膝蓋打直，背部肌肉拉緊，身體重量位於腹部位置。停留五個吸吐。吐氣，回到趴姿。

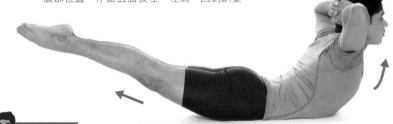

注意事項

有背痛問題的人，練習時手放在身體兩側，可以只抬高一腳，停留五個吸吐後，左右腳交換。

壓腿排氣式 | Pawanmuktasana

詳見第 192 頁說明。

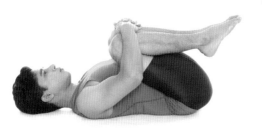

扣指屈膝船式 | Naukasana
(bend knees, hands interlocked)

1 坐姿。雙腳向前伸直。雙手置於身體兩側。脊椎打直，挺胸，頭擺正。

2 雙手放到背後，掌心貼地，指尖朝向身體方向。雙膝彎曲，腳掌貼地。

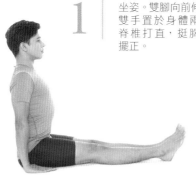

掌心貼地，指尖朝內

腳掌貼地

3 以手臂力量支撐，將小腿抬高，大腿貼近腹部，膝蓋貼近胸口，腳跟離地。上半身向上延伸。

4 平衡點放在臀部，用腹部與後背力量將身體上抬。十指互扣放在後腦杓，手肘向左右兩側打開。挺胸，伸展脊椎。頭擺正，頸部肌肉放鬆。停留五個吸吐。

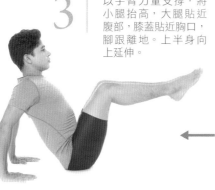

十指互扣，放在腦後

注意事項

有背痛問題的人停留在步驟 3 即可。

橋式 | Setu bandha sarvngasana

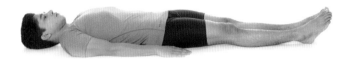

1 平躺。雙腳伸直。雙手置於身體兩側。頭擺正，身體呈一直線。

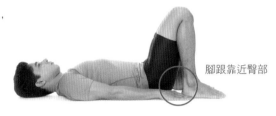

2 雙腳與肩同寬，雙手放在身體兩側，掌心朝下。屈膝，腳跟靠近臀部。

腳跟靠近臀部

3 以右手抓右腳踝，左腳抓左腳踝。如果沒辦法，則可雙手掌心朝下貼地。吸氣，腳掌、手掌與肩膀下壓緊貼地，將大腿、臀部、下背部抬高。伸展大腿與下腹部肌肉。

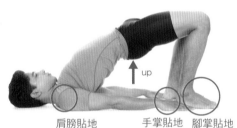

肩膀貼地　　手掌貼地　腳掌貼地

4 手肘彎曲，上手臂貼地支撐，以雙手扶臀部。持續將大腿、髖關節、腹部向上推。停留五個吸吐後，吐氣，回到放鬆姿勢。

注意事項

1. 手腕受傷的人可以練習肩式，也就是停留在步驟三即可。
2. 想要練習更進階的橋式，完成步驟四後，可將雙腳併攏並慢慢打直膝蓋，伸直雙腳、腳掌貼地。

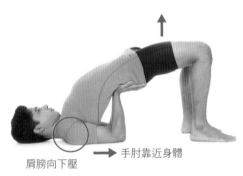

肩膀向下壓　　　手肘靠近身體

攤屍式 | Shavasana

最後以本動作作為課程的結束動作，詳見第 16-17 頁說明。

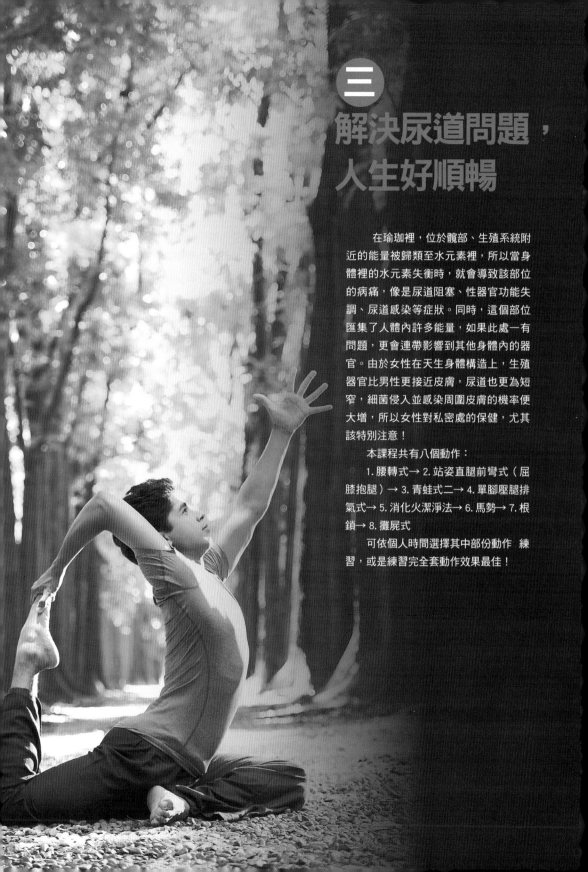

三
解決尿道問題，
人生好順暢

在瑜珈裡，位於髖部、生殖系統附近的能量被歸類至水元素裡，所以當身體裡的水元素失衡時，就會導致該部位的病痛，像是尿道阻塞、性器官功能失調、尿道感染等症狀。同時，這個部位匯集了人體內許多能量，如果此處一有問題，更會連帶影響到其他身體內的器官。由於女性在天生身體構造上，生殖器官比男性更接近皮膚，尿道也更為短窄，細菌侵入並感染周圍皮膚的機率便大增，所以女性對私密處的保健，尤其該特別注意！

本課程共有八個動作：

1. 腰轉式→ 2. 站姿直腿前彎式（屈膝抱腿）→ 3. 青蛙式二→ 4. 單腳壓腿排氣式→ 5. 消化火潔淨法→ 6. 馬勢→ 7. 根鎖→ 8. 攤屍式

可依個人時間選擇其中部份動作 練習，或是練習完全套動作效果最佳！

腰轉式 | Kati Chakrasana

詳見第 55 頁說明。

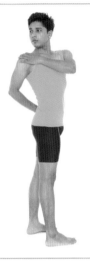

站姿直腿前彎式（屈膝抱腿）
Pad Hastasana (bend knees hugging leg)

1 預備站姿。雙手
置於身體兩側。
脊椎打直，挺
胸。

2 雙手插腰，屈
膝，上半身前
彎，背部平行
地面。

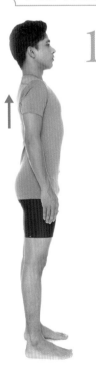

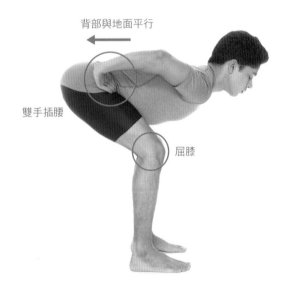

背部與地面平行

雙手插腰

屈膝

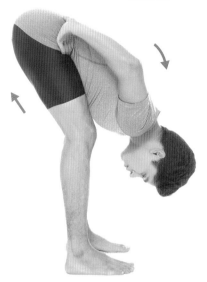

3 | 吐氣，將臀部向上提，伸展背脊。腹部貼近大腿，胸部貼近膝蓋。

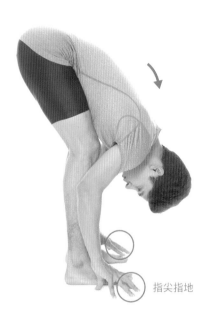

4 | 鬆開雙手，手肘微彎，指尖頂地。上半身持續前彎。

指尖指地

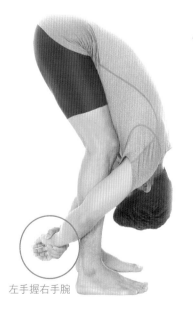

5 | 將上半身向雙腳推進，頭部放在雙腿之間，保持頸部放鬆。雙手繞過雙腳，左手握右手腕。停留五至七個吸吐。

左手握右手腕

注意事項

1. 有膝傷、背痛、腿部拉傷的人練習步驟 5 時不要太過用力把身體向雙腳方向推，或停留在步驟 3 即可。
2. 膝蓋打直是更進階的練習方法。

青蛙式二 | Mandukasana 2

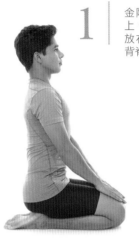

1 金剛坐姿。坐在腳跟上，膝蓋併攏。雙手放在膝蓋上。挺胸，背脊打直，頭擺正。

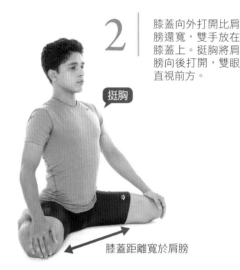

2 膝蓋向外打開比肩膀還寬，雙手放在膝蓋上。挺胸將肩膀向後打開，雙眼直視前方。

挺胸

膝蓋距離寬於肩膀

胸部、腹部完全貼地

3 上半身前彎，讓腹部、胸部完全貼地。手肘彎曲，手臂放在地上，指尖朝前。

手臂放在地上

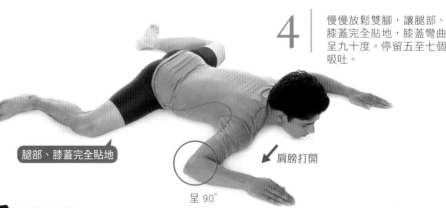

4 慢慢放鬆雙腳，讓腿部、膝蓋完全貼地，膝蓋彎曲呈九十度。停留五至七個吸吐。

腿部、膝蓋完全貼地

肩膀打開

呈 90°

注意事項

1. 如果練習時覺得不舒服，可停留在步驟 3。
2. 如果膝蓋有受傷，要按照自己的身體狀況練習，或避免此動作。

單腳壓腿排氣式（扭轉）
Ekpad Supta Pawanmuktasana (twist)

1 | 平躺，雙腳併攏。雙手打開至肩膀高度，放在身體兩側，掌心朝下。

2 | 吐氣，屈右膝，將右大腿貼近右腹部、右膝蓋貼近右胸口、右腳跟貼近右臀。左腿伸直放在地板上。，

3 | 身體呈一直線，左手從外側抓住右膝蓋。

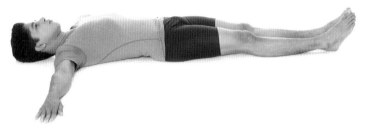

4 | 運用左手力量將右腿放到左側地板，頭向右轉，右肩膀、右胸口向右轉，感受脊椎的扭轉。停留五至七個吸吐後放鬆，左右換邊，步驟相同。

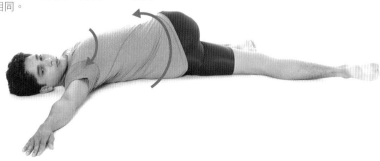

消化火潔淨法 | Agnisara kriya

詳見第 137 頁說明。

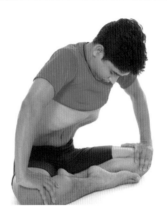

注意事項

1. 初學者一開始可能會覺得很累，且無法有效做腹部收放的運動，經過長時間練習後，方可獲得對腹部肌肉的掌控。
2. 要依照自己的程度練習，不要閉氣過長，造成暈眩不適。

馬勢 | Ashwini mudra

基本盤腿坐姿。雙手呈手印放在膝蓋上。保持正常吸吐。閉上雙眼，把注意力放在下腹部與髖部。將肛門內縮，練習擴約肌收縮。停留數秒後放鬆。持續一縮一放，練習十至十五次。

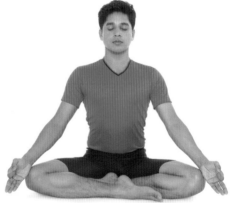

注意事項

1. 熟練後可以加長內縮的時間，但記得縮、放停留的時間長度應一致。
2. 也可以閉氣練習。可以先吐氣後閉氣，或先吸氣後閉氣。

鎖印 | Bandha　　根鎖 | Moola bandha

基本盤腿坐姿。雙手呈手印放在膝蓋上。保持正常吸吐。閉上雙眼，感受身體重量平均分配在會陰部。此練習是學習控制生殖器官、肛門之間的小肌肉，而這個小肌肉在男女身體上位置不同：男性的位於肛門與睪丸之間，女性的則在子宮頸與陰道交會處。將位於會陰的小肌肉往內緊縮，停留數秒，接著放鬆。持續一縮一放，練習 10 至 15 次。

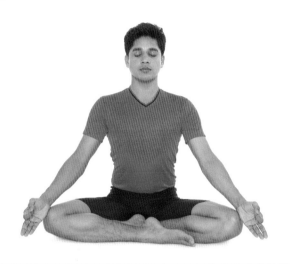

 注意事項

1. 初學者一開始可能沒辦法明確感受不同部位的小肌肉是如何縮緊、放鬆，需要多多練習方可體會其中細微差異。
2. 收縮會陰部並不是縮肛或夾緊臀部，而是你會感覺會陰部某一點的縮放。
3. 此練習應在專業老師的指導下練習。

攤屍式 | Shavasana

最後以本動作作為課程的結束動作，詳見第 16-17 頁説明。

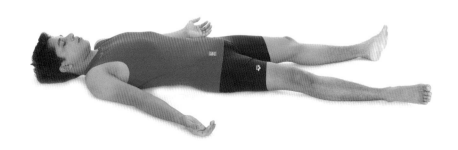

四
矯正骨盆歪斜，
解決小腹、水腫、O型腿與腰痛

　　喜歡翹腳、習慣把錢包放在褲子後面口袋、習慣側睡的人，可能會有骨盆不正的情形。長期下來，骨盆歪斜會連帶影響全身骨骼，因而造成脊椎彎曲及駝背，間接擠壓消化系統而影響消化。平時除了避免不好的坐姿、睡姿，也可以練習牛面式、蝴蝶式等伸展脊椎、平衡骨盆的體位法，預防骨盆歪斜。

　　本課程共有十二個動作：

　　1. 蝴蝶式→ 2. 腿部旋轉→ 3. 束角式（瑜珈繩輔助）→ 4. 貓式（瑜珈磚輔助）→ 5. 下犬式（瑜珈磚輔助）→ 6. 戰士式 II→ 7. 新月式→ 8. 單腿鴿王式→ 9. 扣指肩式（瑜珈繩輔助）→ 10. 前彎牛面式→ 11. 盤腿前彎式→ 12. 攤屍式

　　可依個人時間選擇其中部份動作練習，或是練習完全套動作效果最佳！

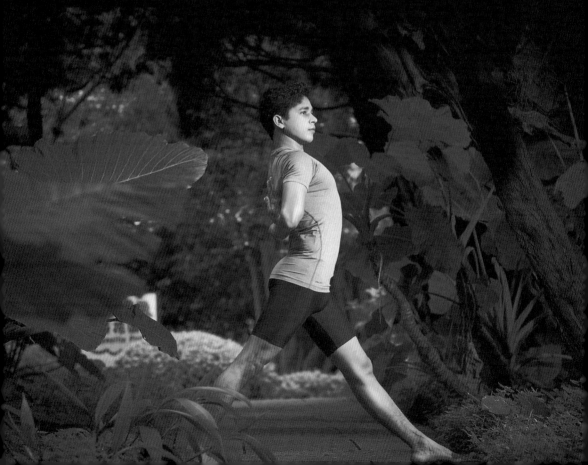

蝴蝶式 | Butterfly

詳見第 104 頁說明。

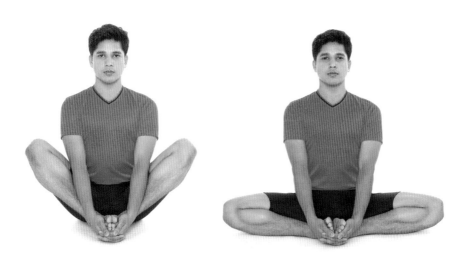

腿部旋轉 | Leg Rotation

詳見第 127 頁說明。

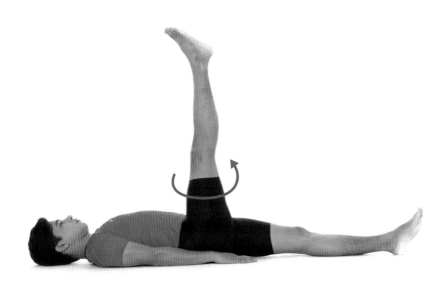

束角式(瑜珈繩輔助) | Baddha Konasana (with yoga belt)

1 坐姿，雙腳伸直併攏。脊椎打直，頭擺正。

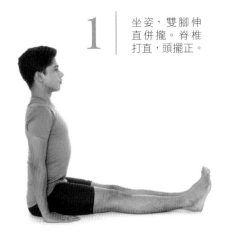

2 調整瑜珈繩的寬度，準備接下來練習使用。

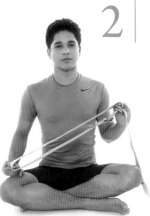

3 膝蓋彎曲，雙腳腳跟靠近鼠蹊部，腳掌互相貼緊。將瑜珈繩鬆鬆地套在腰部。

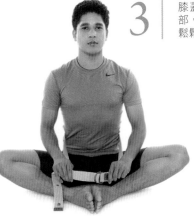

4 瑜珈繩繞過腳底板，腳跟向會陰靠近。雙手互扣握住腳板。膝蓋打開，向兩側地板靠近，如果柔軟度夠，將膝蓋貼地，伸展大腿內側與髖關節的肌肉。停留五個吸吐。

肩膀打開 ← →

瑜珈繩輔助

膝蓋下壓貼地

貓式（瑜珈磚輔助）| Marjariasana (with yoga block)

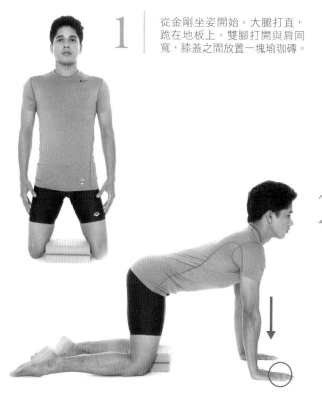

1 從金剛坐姿開始。大腿打直，跪在地板上。雙腳打開與肩同寬，膝蓋之間放置一塊瑜珈磚。

2 上半身前彎。以手臂力量撐起身體，雙手打直，掌心貼地。雙眼向前看。身體放鬆，休息兩至三個吸吐。

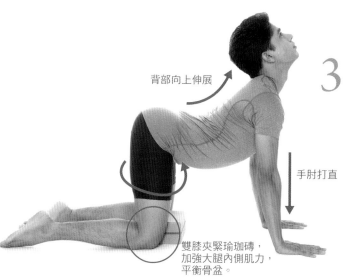

背部向上伸展

3 吸氣，頭抬高，挺胸。尾椎、腹部向地板下壓，上背部向上伸展，背部微微彎曲。手肘打直，身體不應歪斜，身體重量平均分配於手臂及膝蓋。停留五個吸吐。

手肘打直

雙膝夾緊瑜珈磚，加強大腿內側肌力，平衡骨盆。

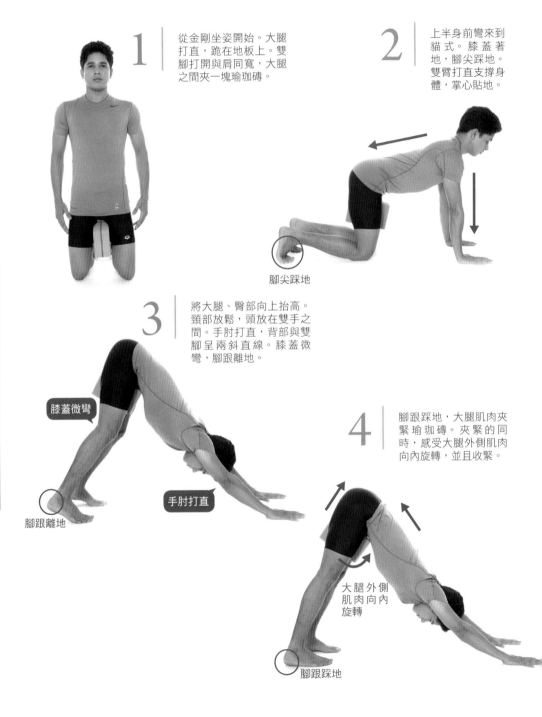

下犬式(瑜珈磚輔助) | Adho Mukha Svanasana (with yoga block)

1 從金剛坐姿開始。大腿打直，跪在地板上。雙腳打開與肩同寬，大腿之間夾一塊瑜珈磚。

2 上半身前彎來到貓式。膝蓋著地，腳尖踩地。雙臂打直支撐身體，掌心貼地。

腳尖踩地

3 將大腿、臀部向上抬高。頸部放鬆，頭放在雙手之間。手肘打直，背部與雙腳呈兩斜直線。膝蓋微彎，腳跟離地。

膝蓋微彎

手肘打直

腳跟離地

4 腳跟踩地，大腿肌肉夾緊瑜珈磚。夾緊的同時，感受大腿外側肌肉向內旋轉，並且收緊。

大腿外側肌肉向內旋轉

腳跟踩地

戰士式 II | Virabhadrasana ll

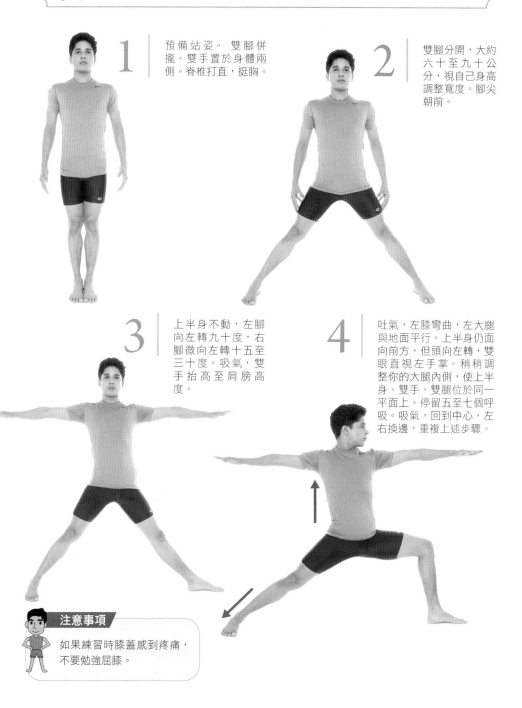

1 預備站姿。 雙腳併攏。雙手置於身體兩側。脊椎打直，挺胸。

2 雙腳分開，大約六十至九十公分，視自己身高調整寬度。腳尖朝前。

3 上半身不動，左腳向左轉九十度，右腳微向左轉十五至三十度。吸氣，雙手抬高至肩膀高度。

4 吐氣，左膝彎曲，左大腿與地面平行。上半身仍面向前方，但頭向左轉，雙眼直視左手掌。稍稍調整你的大腿內側，使上半身、雙手、雙腿位於同一平面上。停留五至七個呼吸。吸氣，回到中心，左右換邊，重複上述步驟。

注意事項
如果練習時膝蓋感到疼痛，不要勉強屈膝。

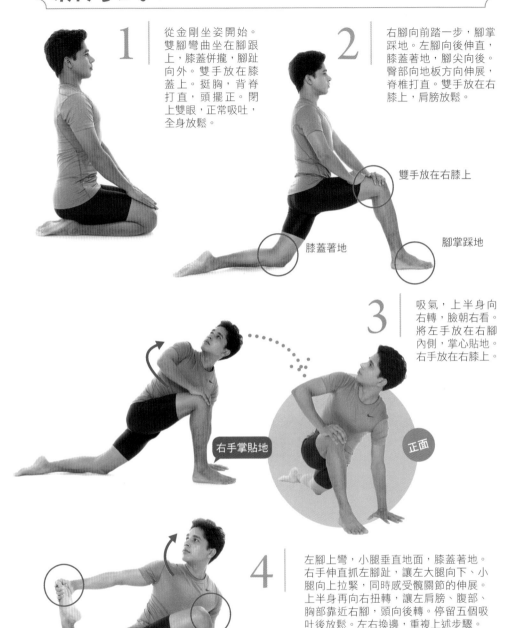

新月式 | Anjaneyasana

1 從金剛坐姿開始。雙腳彎曲坐在腳跟上，膝蓋併攏，腳趾向外。雙手放在膝蓋上。挺胸，背脊打直，頭擺正。閉上雙眼，正常吸吐，全身放鬆。

2 右腳向前踏一步，腳掌踩地。左腳向後伸直，膝蓋著地，腳尖向後。臀部向地板方向伸展，脊椎打直。雙手放在右膝上，肩膀放鬆。

雙手放在右膝上

膝蓋著地

腳掌踩地

3 吸氣，上半身向右轉，臉朝右看。將左手放在右腳內側，掌心貼地。右手放在右膝上。

右手掌貼地

正面

4 左腳上彎，小腿垂直地面，膝蓋著地。右手伸直抓左腳趾，讓左大腿向下、小腿向上拉緊，同時感受髖關節的伸展。上半身再向右扭轉，讓左肩膀、腹部、胸部靠近右腳，頭向後轉。停留五個吸吐後放鬆。左右換邊，重複上述步驟。

左肩、左腹、左胸靠近右腳

單腿鴿王式 | Eka Pada Kapotasana

詳見第 67 頁說明。

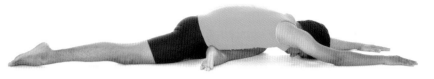

扣指肩式（瑜珈磚輔助） | Kandharasana
(interlock fingers with yoga block)

1 平躺。雙腳伸直。雙手置於身體兩側。頭擺正，身體呈一直線。

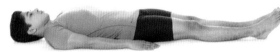

2 雙腳與肩同寬，膝蓋之間夾一塊瑜珈磚。雙手放在身體兩側，掌心朝下。屈膝，腳跟靠近臀部。

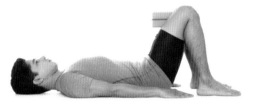

3 以右手抓右腳踝，左腳抓左腳踝。如果沒辦法，則可雙手掌心朝下貼地。吸氣，腳掌、手掌與肩膀下壓緊貼地，將大腿、臀部、下背部抬高。伸展大腿與下腹部肌肉。停留五至六個吸吐。

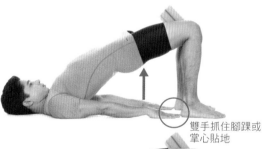

雙手抓住腳踝或掌心貼地

4 雙手放開腳踝，在背後十指互扣，手肘打直，平放在地板上。持續將大腿、臀部、下背部抬高，胸口向下巴靠近。停留五個吸吐。吐氣，回到放鬆姿勢。

胸口靠近下巴

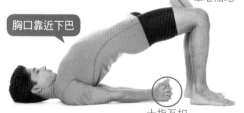

十指互扣

 注意事項

1. 應視自己身體舒適的程度調整身體上抬的高度。如果練習時感到頸部肌肉過緊、背痛，就不要勉強抬高身體。
2. 如果雙手無法十指交扣，可以握瑜珈繩輔助。

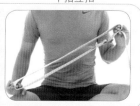

前彎牛面式 | Gomukhasana (forward bend)

1 坐姿，雙腿打直，腳尖朝上。雙手放在身體兩側，掌心貼地。脊椎打直，挺胸。

2 雙腳彎曲，膝蓋朝上，腳掌貼地。雙手放在背後支撐身體重量。

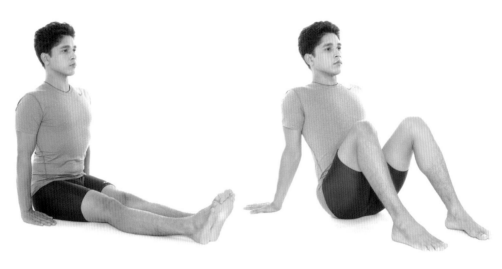

3 將左腳從右膝蓋下方穿過，左腳跟平放到右臀部外側，左膝放在右膝下方。

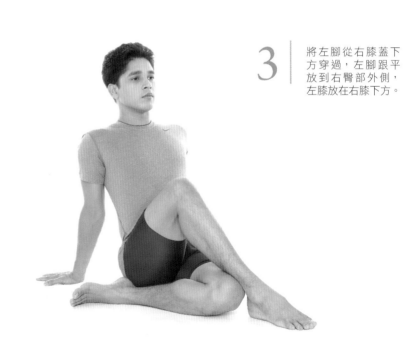

4 | 接著將右膝蓋疊到左膝蓋上，右腳放到左臀部外側。雙手放在腳掌上。

5 | 吸氣，將腹部、胸部、脊椎向上延伸。

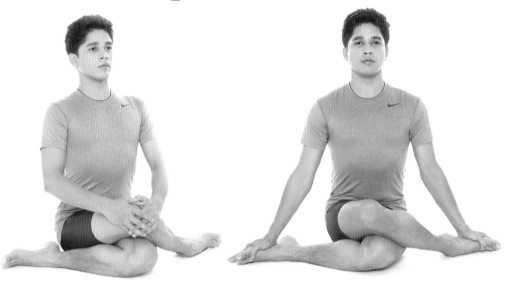

6 | 吐氣，上半身慢慢向前彎，腹部貼近大腿、膝蓋貼近胸部，頭部放鬆。臀部不應隨著身體前彎而離開地面。感受腹部與大腿肌肉的深層按摩。停留五至七個吸吐後，雙腿放鬆，左右換邊，重複上述步驟。

臀部不離開地面

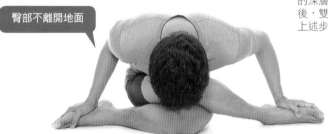

矯正骨盆歪斜，解決小腹、水腫、O型腿與腰痛

265

注意事項

前彎時如果膝蓋不舒服，可以在臀部下放置一枕頭，或前彎時把頭放在枕頭上以減少膝壓。

盤腿前彎式 | Ankle to Knee Pose

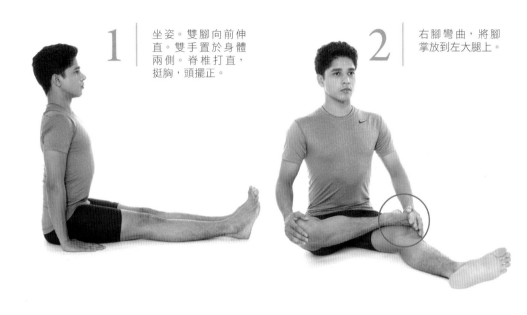

1 | 坐姿。雙腳向前伸直。雙手置於身體兩側。脊椎打直，挺胸，頭擺正。

2 | 右腳彎曲，將腳掌放到左大腿上。

3 | 左腳彎曲，將腳掌放到右大腿下。雙手放在膝蓋上。

4 | 雙手向前伸直，帶動上半身前彎，伸展脊椎、大腿內側、臀部和髖部。

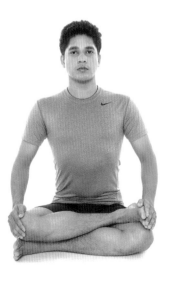

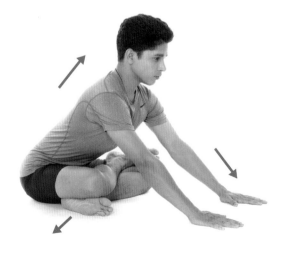

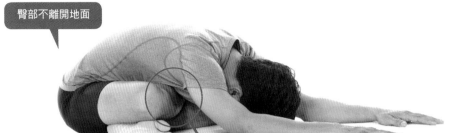

5 | 持續將上半身前彎，胸部貼近膝蓋，下手臂與手肘貼地，指尖朝前。此時，臀部不應抬起離開地面。停留五至七個吸吐後，雙手、雙腿放鬆，腿部姿勢左右換邊，重複上述步驟。

臀部不離開地面

胸部貼近膝蓋

注意事項

1. 練習時有頭痛、暈眩、頸部不適等現象，可以在額頭下墊瑜珈磚，讓頭頸自然放鬆。
2. 有膝蓋、背部問題的人應避免此體位法。

攤屍式 | Shavasana

最後以本動作作為課程的結束動作，詳見第 16-17 頁說明。

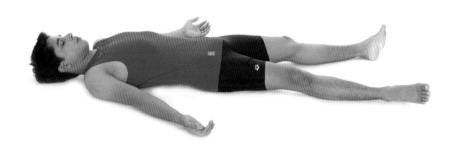

五
強化免疫系統，趕走煩人小病痛

　　人的免疫系統就像是保護一個國家的軍隊，在病毒、細菌和癌細胞進攻時，它會挺身而出保護人體。平常保養好自己的身體，自然就能降低免疫力低落遭受外界細菌攻擊的危險。

　　現代人終日奔波忙碌、生活壓力大，進而降低了免疫系統的功效。瑜珈可以促進我們身體的循環、加強代謝、釋放心理壓力，如此一來，免疫系統就能百分之百運作它的保衛機制。

　　本課程共有八個動作：

　　1. 上師扭腰式→ 2. 下犬式（枕頭輔助）→ 3. 開腿前彎式（枕頭輔助）→ 4. 直腿前彎背部伸展姿勢→ 5. 崇敬式→ 6. 反向平板式（椅子輔助）→ 7. 烏龜式→ 8. 攤屍式

　　可依個人時間選擇其中部份動作練習，或是練習完全套動作效果最佳！

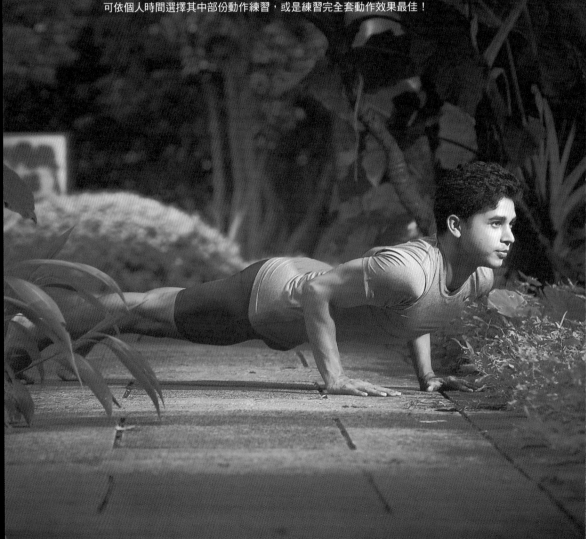

上師扭腰式 | Bharadvajasana

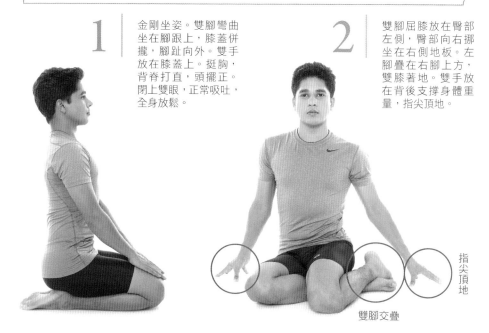

1 金剛坐姿。雙腳彎曲坐在腳跟上，膝蓋併攏，腳趾向外。雙手放在膝蓋上。挺胸，背脊打直，頭擺正。閉上雙眼，正常吸吐，全身放鬆。

2 雙腳屈膝放在臀部左側，臀部向右挪坐在右側地板。左腳疊在右腳上方，雙膝著地。雙手放在背後支撐身體重量，指尖頂地。

指尖頂地

雙腳交疊

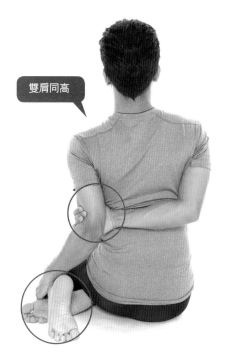

雙肩同高

3 右手繞過背部，抓住左手肘。平衡肩膀使兩邊肩膀一樣高。

4 左手放在右膝上。吐氣，身體向右轉，挺胸，肩岬骨互相靠近。此時，臀部不應翹起，仍貼近地面。脊椎、頭部呈一直線。

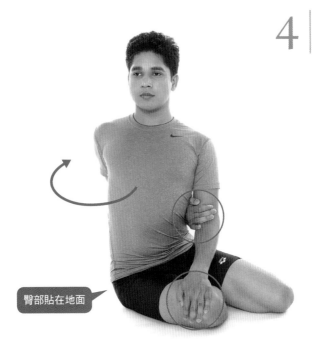

臀部貼在地面

5 頭向後轉，再扭轉身體。停留五個吸吐後放鬆，左右換邊。

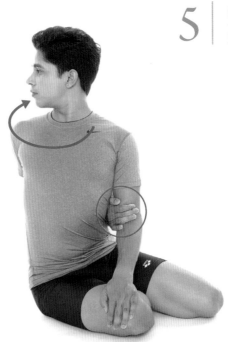

下犬式(枕頭輔助) | Adho Mukha Svanasana (with pillow)

1 ｜ 從貓式開始。膝蓋著地，腳尖踩地。雙臂打直支撐身體，掌心貼地。把枕頭放在胸部、腹部下方的地板。

2 ｜ 腳尖踩地將大腿、臀部向上抬高。頸部放鬆，將額頭輕放在枕頭上。膝蓋微彎，腳跟離地。

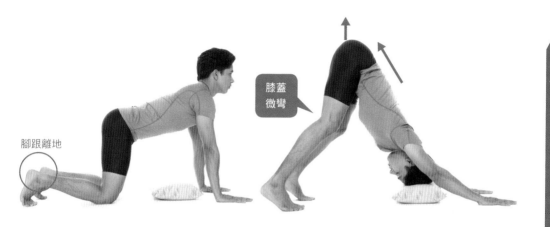

腳跟離地

膝蓋微彎

3 ｜ 腳跟踩地，膝蓋打直，感受腿部肌肉的伸展。手肘打直，背部與雙腳呈兩斜直線。停留五個吸吐。

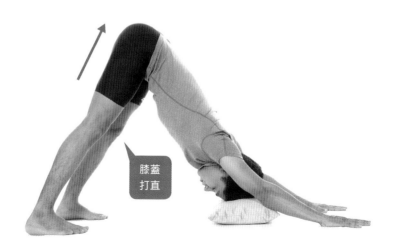

膝蓋打直

開腿前彎式(枕頭輔助) | Prasarita Padottanasana (with pillow)

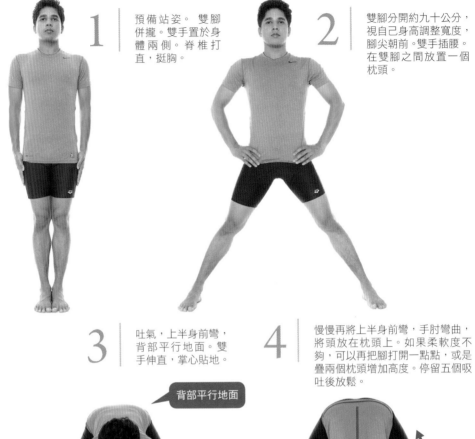

1 預備站姿。 雙腳併攏。雙手置於身體兩側。脊椎打直，挺胸。

2 雙腳分開約九十公分，視自己身高調整寬度，腳尖朝前。雙手插腰。在雙腳之間放置一個枕頭。

3 吐氣，上半身前彎，背部平行地面。雙手伸直，掌心貼地。

背部平行地面

掌心貼地

4 慢慢再將上半身前彎，手肘彎曲，將頭放在枕頭上。如果柔軟度不夠，可以再把腳打開一點點，或是疊兩個枕頭增加高度。停留五個吸吐後放鬆。

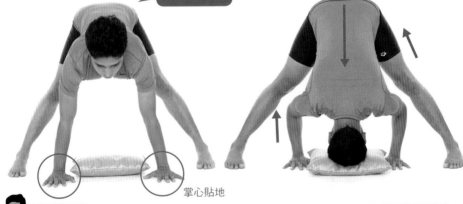

注意事項

有背痛、腿部肌肉傷害或膝傷的人應屈膝練習此體位法。

直腿前彎背部伸展姿勢 | Paschimottanasana

詳見第 97 頁説明。

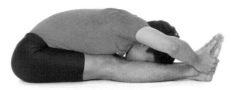

崇敬式 | Parshvabhunamanasana

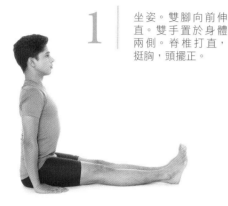

1 坐姿。雙腳向前伸直。雙手置於身體兩側。脊椎打直，挺胸，頭擺正。

2 雙腳打開與肩同寬，膝蓋打直。

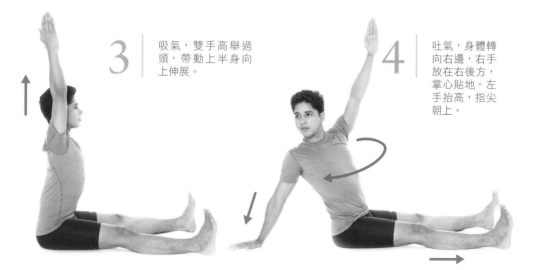

3 吸氣，雙手高舉過頭，帶動上半身向上伸展。

4 吐氣，身體轉向右邊，右手放在右後方，掌心貼地。左手抬高，指尖朝上。

5 | 接著把左手也帶向身體右後方，與右手平行，雙手打開與肩同寬。

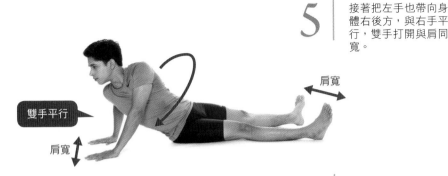

肩寬

雙手平行 →

肩寬

6 | 將腹部、脊椎再向右轉，盡可能的將腰部以上向右伸展。輕輕的將手肘彎曲，胸部向地面靠近，將額頭放在地面。停留五個吸吐後放鬆。左右換邊，重複上述步驟。

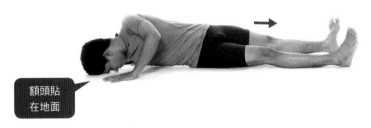

額頭貼在地面

注意事項

1. 肩膀受傷、背痛、椎間盤突出的人應避免此練習。
2. 練習時如果有任何不舒服的狀況，可以停留在步驟五即可。

反向平板式（椅子輔助） | Viparita Dandasana (with chair)

詳見第 200 頁説明。

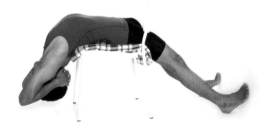

烏龜式 | Kurmasana

療癒效果 1. 調和腹部肌肉與內臟，有效治療脹氣與便秘
2. 促進背部循環，舒緩頭痛及肩頸痠痛

1 從束角式開始。坐姿，雙腳屈膝，腳掌互相貼緊。

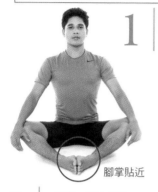

腳掌貼近

2 吐氣，上半身慢慢前彎。隨著身體向前，將右手放在右大腿下方。

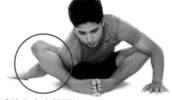

右手放在右大腿下方

3 接著，將左手放在左大腿下方。

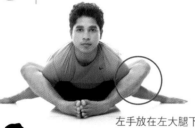
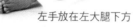

左手放在左大腿下方

4 雙手向外側伸展，放在臀部兩側。儘可能的將上半身、脊椎向前伸展，雙手向後側伸展。頭部放在腳跟上。停留五至七個吸吐。

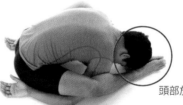

頭部放在腳跟上

注意事項

1. 如果無法把雙手放在雙腿下方向外伸展，可以將手向前伸直放在腿上，雙手抓腳趾頭，手肘向兩側打開。柔軟度不夠的人，可以將瑜珈磚墊在額頭下方。
2. 有椎間盤突出、坐骨神經痛、慢性關節炎的人應避免此練習。

攤屍式 | Shavasana

最後以本動作作為課程的結束動作，詳見第 16-17 頁說明。

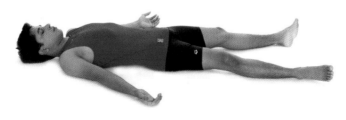

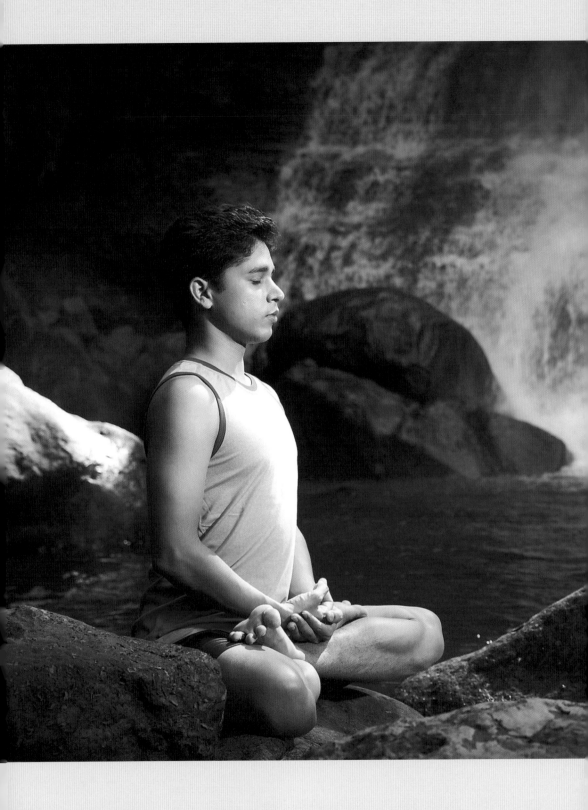

Chapter 5

身心好自在

　　現代科技讓人們的生活越來越便利，任何事情只要動動手指滑一滑螢幕、點一點滑鼠就解決了。但這樣的生活模式，卻讓人們越來越懶惰、越來越不愛動腦。這就是為什麼現代人的心理疾病發生率急遽增加：因為腦袋長期處於休眠狀態，一遇到問題時，容易慌張，不知道該如何是好。當內心焦慮不斷累積，自然會對身心造成很大的壓力。

　　很多時候，那些不安與焦慮是不必要的，它們之所以產生，是因為我們的心理素質不夠強韌：內心不夠強壯，不信任自己，也對各種外在事物感到困惑。瑜珈能幫助我們找回內心平靜，帶領我們回歸最自然、最和諧的生活模式，並且最重要的：讓我們認清自己。在人生旅途中，我們經常問自己：「我要去哪裡？」、「我該如何做？」，瑜珈讓你明白這些答案都存在於自身，無須外求。當擁有心靈平靜後，思緒自然清晰，你便知道心中的憂慮源自何方、該如何解決難題、該如何接納自己：你即是自己內心的指引，所有困惑與不安都只是因為你不瞭解自己。

　　這一章主要著重於睡眠瑜珈、瑜珈冥想與呼吸法，從這三方面著手改善身心問題、增強心理素質，幫你找到身心靈的平衡點。

睡眠瑜珈 | Yoga Nidra

睡眠瑜珈是一種深層放鬆，讓人處於「有意識的睡眠」狀態。這聽起來很矛盾，既然睡著了，怎麼會有意識呢？練習睡眠瑜珈時，身體將進入放鬆熟睡的狀態，心靈則專注於各個身體部位與呼吸節奏，於是我們會介於睡眠與清醒之間。

睡眠瑜珈經常和攤屍式結合，透過大休息的過程，讓身心靈達到完美平衡。當全身放鬆平躺在地上時，我們將注意力專注在每個身體部位和鼻息一吸一吐之間。接著有意識的告訴自己放鬆身體各部位，從身體的右側開始：右手大拇指、食指、中指、無名指、小拇指、右手手掌、右手臂、右肩、右頸，接著放鬆右胸口、右側腹部、右臀、右腿、右腳掌、右腳趾；右側完畢後換左側身體，最後來到後背、頸部、頭部、臉部五官、上下嘴唇、舌頭，一步一步慢慢讓全身進入深層放鬆的狀態。進入睡眠瑜珈後，全身上下每一吋肌肉都不再緊繃，身體自然地放鬆，只感覺到自己沉穩平靜的吸吐。

結束睡眠瑜珈練習時，首先先輕輕地抖動手腳，將身體從深層睡眠中喚醒；接著屈膝，雙手抱膝，將身體左右搖擺，活絡背部肌群。由右側將上半身撐起回到坐姿，搓熱雙手後，掌心摀住雙眼，再慢慢地睜開雙眼，最後鬆開雙手，結束練習。除了攤屍式，也可以採用任何自己喜歡、舒適的坐姿練習睡眠瑜珈。

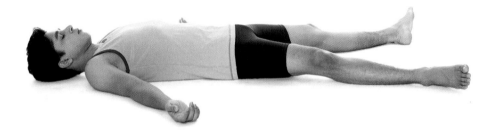

瑜珈冥想 | Yoga Meditation

瑜珈冥想隨時隨地都可以練習，不僅只是和體位法與呼吸法結合。提到「冥想」，很多人總會聯想到把腦袋放空。其實兩者不全然相同，瑜珈冥想並不是要你腦袋一片空白，而是將思緒與注意力放到呼吸、心跳、身體動作上，不受外在環境干擾。當你穿泳衣、戴蛙鏡在游泳時，防水衣會把你的身體與水隔開；練習瑜珈冥想的過程也很類似，藉由冥想，你試著把自己與外界各種雜音隔絕，學會百分之百掌控自己的思緒。

1.採取任一坐姿：基本盤腿坐姿、蓮花坐姿、半蓮花坐姿皆為適合瑜珈冥想的坐姿。脊椎打直，頭擺正，肩膀放鬆。雙手呈手印放在膝蓋上。放鬆臉部肌肉，閉上雙眼，觀察自己的坐姿並調整到最放鬆的姿勢。調整完畢後不要再挪動身體，靜坐數分鐘，保持正常吸吐，沉澱自

己的思緒，讓身心都準備好進入冥想練習中。

2. 記住，瑜珈冥想的重點在於感受身體每個部位和每一個呼吸。當專注於鼻息流動時，我們能把呼吸視覺化：吸氣時，氣體經過鼻孔、喉嚨、氣管來到肺部；吐氣時，感覺氣體反向從體內流出。每個吸吐都是平靜無聲的，可以釋放緊張情緒、壓力與負面力量，將新鮮能量運送到體內。每天可以練習兩次瑜珈冥想，每次練習十至十五個吸吐，熟練後，可逐次增加練習時間長度。

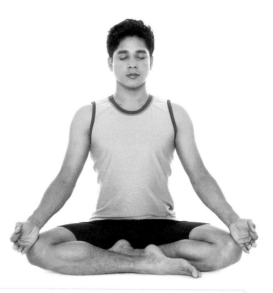

呼吸法 | Pranayama

瑜珈呼吸法的原文 Pranayama，是由梵文的「氣」（pran）與「吐納」（ayama）所組成的。「氣」（pran）指的是生命能量，是身體能夠健康運轉的關鍵，而在我們身體裡，則有所謂的經絡（nadi）負責把「氣」傳送到體內各個角落。瑜珈認為人體有三個主要經絡，分別是沿著身體脊椎的中脈（Sushumna），和位於中脈兩側的左脈（Ida）與右脈（Pingla）。簡單來說，瑜珈呼吸法教導我們如何進行深層呼吸，活絡氣在中脈、左脈、右脈的流通，讓身體充滿純淨健康的能量。先前章節中介紹過數個呼吸法，而這章我們探討的是身心相關問題，則可以練習簡單的深呼吸、蜂鳴呼吸法（Bhramari）與鼻孔交替呼吸法（Nadi shodhana）。（以上三種呼吸法詳前面章節）。

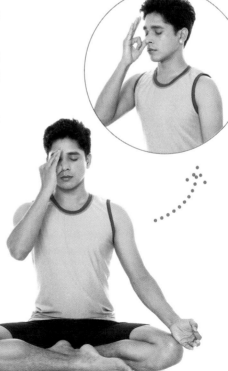

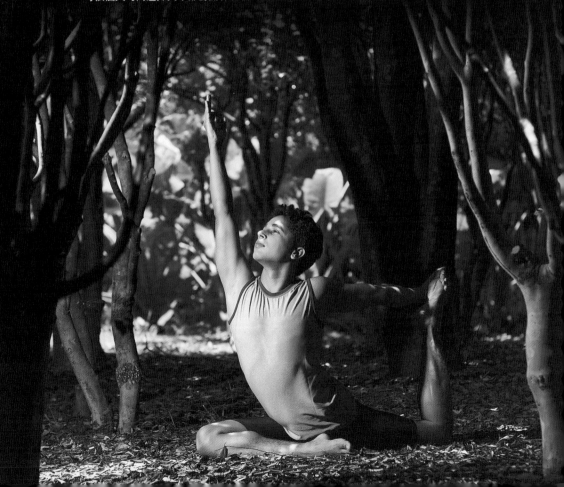

讓你一夜好眠的瑜珈練習

　　躺在床上翻來覆去輾轉難眠，這種痛苦的失眠經驗，大部分的人多少都經歷過。想藉由瑜珈練習幫助睡眠，首要的工作是先學會放鬆。下面所提供的瑜珈冥想練習步驟，看起來很簡單、很輕鬆，但這對初學者來說，其實並不容易，因為我們的腦袋長時間處於緊繃的狀態，經常入睡前仍牽掛著今天未完成的工作或明天要開的會，已經忘記如何讓身體放鬆休息了。睡前練習瑜珈時，暫時放下混亂的思緒吧，這樣才能真正從練習中獲得放鬆作用，讓你一夜好眠。

　　課程一：睡前床上瑜珈

　　課程二：提升睡眠品質，改善失眠困擾

　　1. 半龜式→ 2. 貓式（配合吸吐）→ 3. 肩式變化式→ 4. 單腳壓腿排氣式二→ 5. 半犁式變化式→ 6. 側邊扭轉式→ 7. 臥躺束角式（枕頭輔助）→ 8. 攤屍式

　　可依個人時間選擇其中部份動作練習，或是練習完全套動作效果最佳！

課程一

睡前床上瑜珈 | Bedtime Yoga

1 睡覺前，把房間的燈關掉，基本盤腿坐姿坐在床上。把枕頭靠在背後，或輕輕靠在床頭。闔上雙眼，停留在這個坐姿幾個吸吐。把注意力放在自己的呼吸上，沉靜思緒，只需感受一吸一吐之間身體慢慢的放鬆。

2 吐氣，將上半身向右後方轉，左手放到右膝蓋，右手放在床頭支撐腰部。感受脊椎輕輕扭轉，由於這是睡前練習，切記練習過程中，不要太過用力伸展、扭轉。停留四至五個吸吐後，放鬆回到中央，接著左右換邊。

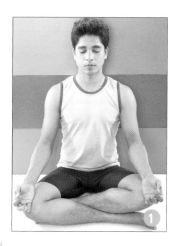

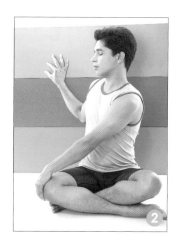

3 吐氣，將上半身向前伸展，雙手同樣向前延伸。感受背部與臀部肌肉的自然伸展。

4 上半身再前彎直到額頭貼近床墊，也可將頭放在枕頭上。停留四至五個吸吐後，放鬆回到中央。

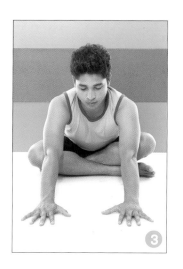

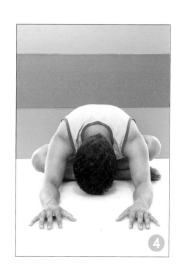

5 | 將雙腳放鬆伸直。

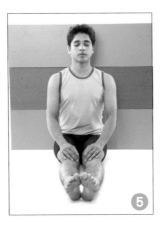

6 | 坐姿，膝蓋彎曲，腳掌互相貼緊，膝蓋盡量貼近床墊。雙手呈手印放膝蓋上。

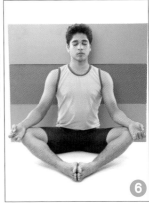

7 | 吐氣，上半身向前伸展，雙手同樣向前延伸。

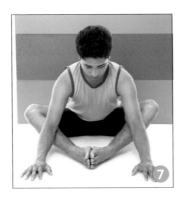

8 | 上半身再前彎直到額頭貼近腳跟。停留四至五個吸吐後，放鬆回到中央。此時，最終的目的是要達到放鬆的狀態以助睡眠，所以無須過度向前伸展。

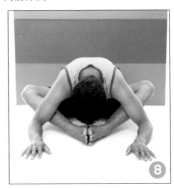

9 | 全身放鬆躺下。

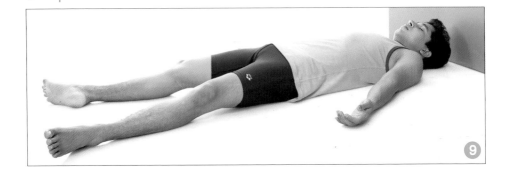

10-13

練習壓腿排氣式（Pawanmuktasana）。壓腿排氣式可以給予腹部溫和的按摩，並舒展背部肌群，幫助全身肌肉放鬆。吐氣，屈左膝，雙手抱膝，儘可能將左大腿貼近左腹部、左膝蓋貼近左胸口、左腳跟貼近左臀。腳指尖朝外。停留數個吸吐後，吸氣，放鬆左腳，換右腳。完畢後再吸氣，換雙腿，步驟相同。

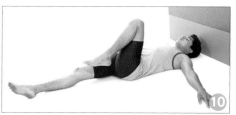
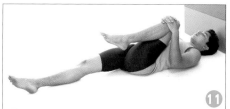
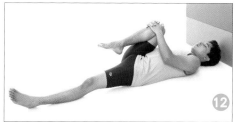
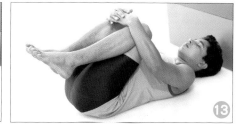

注意事項

不要用力抱腿，盡量放輕鬆。

14

平躺，雙膝彎曲，腳掌互相貼緊，膝蓋向兩側打開，舒展大腿肌肉。可以在膝蓋下方墊枕頭，讓腳自然放鬆。雙手打開放在身體兩側。停留數個吸吐。

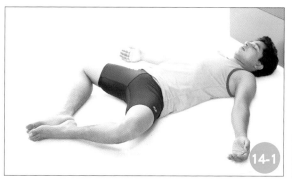

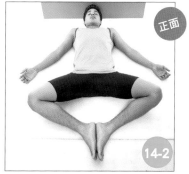

15-16

吐氣，十指互扣，雙手握住腳趾，將雙腳往頭部抬高，腳趾靠近額頭，大腿在胸部的兩側。停留四至五個緩慢的深呼吸，不要刻意用力，感受臀部與腿後肌的舒展。

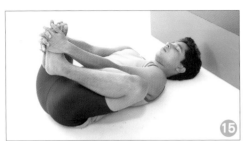

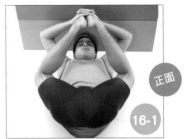

正面

⑮

16-1

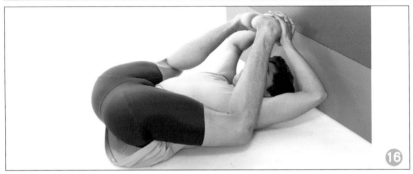

⑯

17-22

練習側邊扭轉式（pawanmuktasana twisting）。如同壓腿排氣式，側邊扭轉式能舒展背部肌群，促進全身循環。雙手打開至肩膀高度，放在身體兩側，掌心朝下。吐氣，屈右膝，左手抓住右膝，將右腳向身體貼近。用左手將右腿帶到床鋪左側，頭向右轉，右肩膀、右胸口向右轉。停留五至七個吸吐後，放鬆，吐氣，左右換邊，步驟相同。

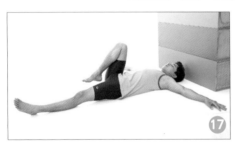

⑰

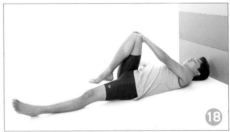

⑱

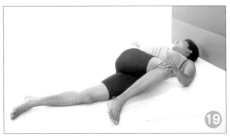

⑲

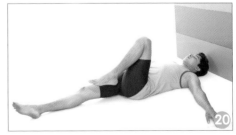

⑳

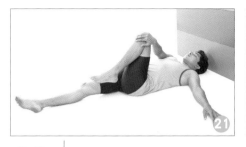 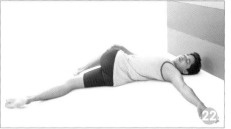

23 | 以攤屍式作為整套睡前練習的結尾，結束後便可入睡。

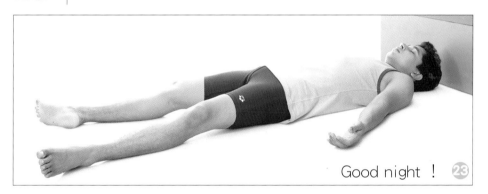

Good night！ 23

課程二

下列動作可於早上或下班後晚上練習，可以提升睡眠品質，讓你更好睡。

半龜式 | Ardha Kurumasana

詳見第 243 頁說明。

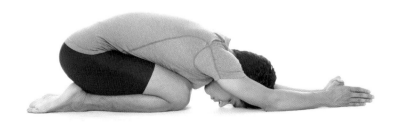

貓式（配合吸吐） | Marjariasana Movement

療癒效果 提升睡眠品質，改善失眠困擾。

詳見第 128 ～ 129 頁說明。

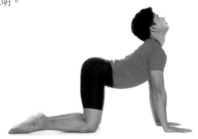

肩式變化式 | Kandhasana Variation

1 平躺。雙腳伸直。雙手置於身體兩側。頭擺正，身體呈一直線。

2 雙腳屈膝與肩同寬，腳跟靠近臀部，腳掌貼地。雙手高舉過頭，放在耳朵兩側。

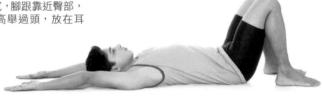

3 吸氣，腳掌、肩膀下壓緊貼地，將腰、臀部、髖關節、大腿向上抬高。伸展大腿與下腹部肌肉，感受脊椎向上拱起的力量，胸口向下巴貼近。此時，雙腳仍維持肩寬。停留五至六個吸吐後，吐氣放鬆。

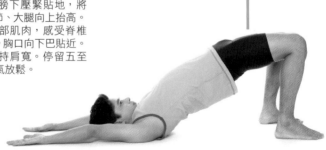

注意事項

如果練習時有困難，可以改練習肩式或橋式即可。

單腳壓腿排氣式二 | Ekpad Supta pawanmuktasana 2

1 平躺。雙腳伸直。雙手置於身體兩側。頭擺正，身體呈一直線。

2 雙腳屈膝與肩同寬，腳跟靠近臀部，腳掌貼地。雙手打開至肩膀高度，掌心朝上。

掌心朝上

3 吸氣，將右腳靠近身體，右大腿貼近右腹部。

右大腿貼近腹部

4 雙手抱右小腿，讓右膝蓋貼近右胸口、右腳跟貼近右臀。腳指尖朝外。身體呈一直線，頭放鬆。停留五至六個吸吐後，吐氣放鬆，放鬆右腿。換左腿，步驟相同。

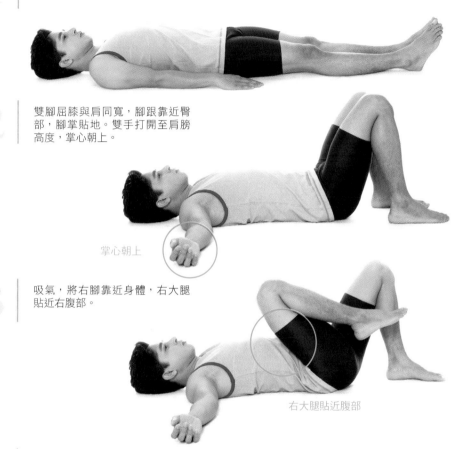
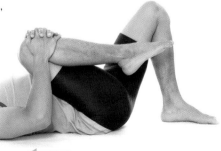

半犁式變化式 | Ardha Halasana Variation

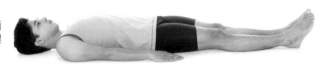

1 平躺。雙腳伸直。雙手置於身體兩側。頭擺正，身體呈一直線。

2 雙腳屈膝，膝蓋打開與肩同寬，腳跟靠近臀部，腳掌貼地。雙手放在身體兩側，掌心朝下。

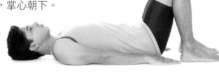

3 吸氣，右腳抬高至與地板呈九十度垂直，臀部向下壓，讓右腳大腿肌肉達到深層伸展。輕輕蹺起右腳腳跟，感受腿部後側肌肉的伸展。停留五至七個吸吐，放鬆，左右換邊。

注意事項

背痛、大腿拉傷的人，在將腳抬高伸展時，可用雙手環抱大腿後側，給予支持力量。

臀部下壓

側邊扭轉式
Pawanmuktasana Twisting

詳見第 57 頁說明。

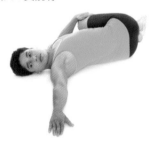

臥躺束角式（枕頭輔助）
Supta baddha konasana (with pillow)

詳見第 149 頁說明。

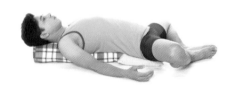

攤屍式 | Shavasana

最後以本動作作為課程的結束動作，詳見第 16-17 頁說明。

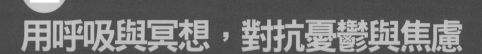

用呼吸與冥想，對抗憂鬱與焦慮

　　瑜珈在對抗憂鬱與焦慮，是透過不同的體位法，搭配冥想練習來減輕症狀。在練習的過程中，各種負面情緒經由身體的伸展與心靈的專注，將一一被排解，讓你進而獲得身心合一的喜悅。此外，瑜珈其實可以治療一些必須藉由藥物醫治的病痛，因為人的大腦蘊藏了許多尚未被開發的巨大能量，而透過某些呼吸練習和體位法，我們能引導這些能量去治癒體內的病痛。如果有憂鬱或者焦慮的情況，請嘗試瑜珈的呼吸練習，還有冥想練習，只要持之以恆，必能獲得顯著的改善。

　　本課程共有五個動作：

　　1. 嬰兒式→ 2. 半犁式（牆壁輔助）→ 3. 臥躺束角式（枕頭輔助）→ 4. 鼻孔交替呼吸法→ 5. 攤屍式

　　可依個人時間選擇其中部份動作練習，或是練習完全套動作效果最佳！

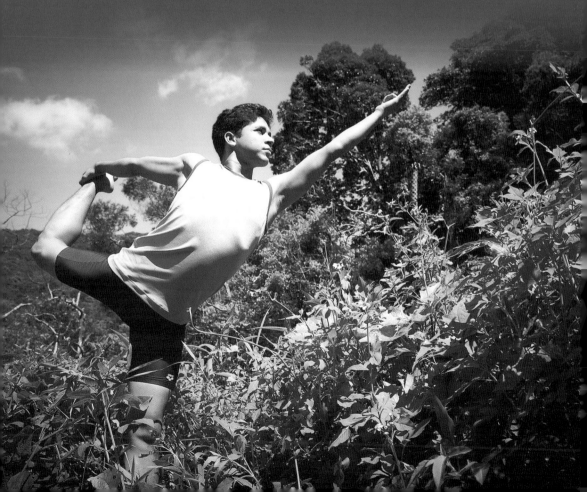

嬰兒式
Balasana

詳見第 69 頁説明。嬰兒式是舒適的
體位法,練習時我們的身體將處於
靜態休息,心靈靜謐。

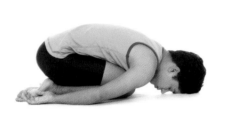

半犁式（牆壁輔助）
Ardha Halasana (with wal)

詳見第 70 頁説明。半犁式除了能消除腿部水腫
外,也能快速放鬆全身緊繃的肌肉,帶來內心
平靜、撫平情緒,改善失眠。

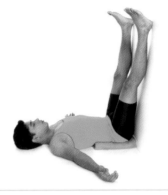

臥躺束角式（枕頭輔助）
Supta Baddha Konasana (with pillow)

詳見第 149 頁説明。

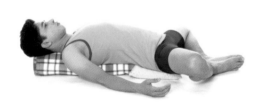

鼻孔交替呼吸法
Iladi Shodhana

詳見第 167 頁説明。

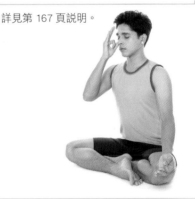

攤屍式 | Shavasana

最後以本動作作為課程的結束動作,詳見第 16-17 頁説明。

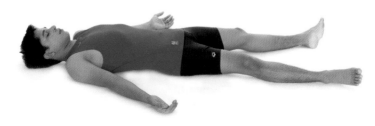

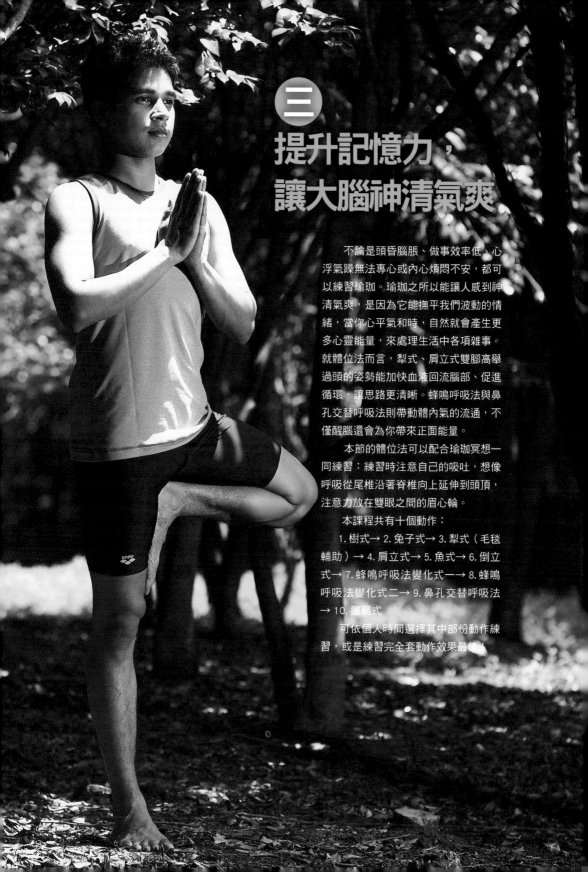

三

提升記憶力，
讓大腦神清氣爽

　　不論是頭昏腦脹、做事效率低、心浮氣躁無法專心或內心煩悶不安，都可以練習瑜珈。瑜珈之所以能讓人感到神清氣爽，是因為它能撫平我們波動的情緒，當你心平氣和時，自然就會產生更多心靈能量，來處理生活中各項雜事。就體位法而言，犁式、肩立式雙腳高舉過頭的姿勢能加快血液回流腦部、促進循環，讓思路更清晰。蜂鳴呼吸法與鼻孔交替呼吸法則帶動體內氣的流通，不僅醒腦還會為你帶來正面能量。

　　本節的體位法可以配合瑜珈冥想一同練習：練習時注意自己的吸吐，想像呼吸從尾椎沿著脊椎向上延伸到頭頂，注意力放在雙眼之間的眉心輪。

　　本課程共有十個動作：

　　1. 樹式→ 2. 兔子式→ 3. 犁式（毛毯輔助）→ 4. 肩立式→ 5. 魚式→ 6. 倒立式→ 7. 蜂鳴呼吸法變化式一→ 8. 蜂鳴呼吸法變化式二→ 9. 鼻孔交替呼吸法→ 10. 攤屍式

　　可依個人時間選擇其中部份動作練習，或是練習完全套動作效果最佳！

樹式 | Vrikshasana

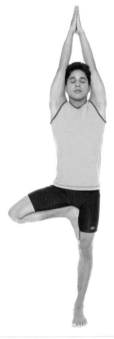

詳見第109頁說明。(可以打開眼睛練習。)

兔子式 | Shashankasana

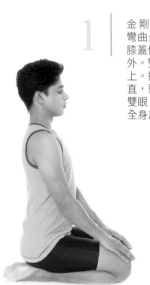

1 金剛坐姿。雙腳彎曲坐在腳跟上，膝蓋併攏，腳趾向外。雙手放在膝蓋上。挺胸，背脊打直，頭擺正。閉上雙眼，正常吸吐，全身放鬆。

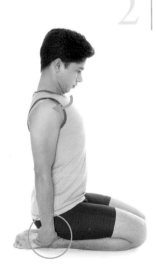

2 雙手抓腳踝或腳跟。吐氣，下巴向胸口靠近。

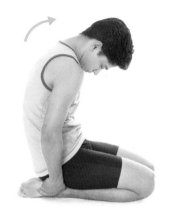

3 | 保持同樣姿勢，慢慢弓背。

4 | 雙手握住腳踝或腳跟，上半身向前伸展，如果可以，額頭輕放膝蓋上。

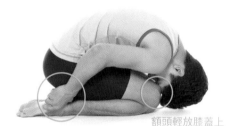

雙手抓腳踝　　　　　　　額頭輕放膝蓋上

5 | 視自己的柔軟度，慢慢將臀部抬高，讓頭頂頂地、下巴向胸口靠近，但不要將身體重量全部集中到頭部。額頭靠近膝蓋，雙手仍抓住腳踝或腳跟，讓背部呈一圓弧。停留五至七個吸吐後，吸氣回到金剛坐姿，下巴抬起，頭回正，回到自然呼吸。

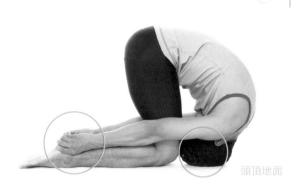

頭頂地面

 注意事項

如果覺得有困難，可以練習第 176 ～ 177 頁的扣指兔子式。

犁式（毛毯輔助） | Halasana (with blanket)

1 | 平躺，雙腳併攏，雙手放在身體兩側，掌心朝下。身體呈一直線，全身放鬆。在肩膀下方墊一毛毯，頭部放在毛毯之外。

2 | 吸氣，屈膝。

3 | 掌心貼地，吐氣，利用背部力量將上半身與雙腿抬高。背部離開地面，雙腿高舉過頭，腳尖踩地。將上半身再向上抬。讓胸部靠近下巴。不要過度伸展頸部，並保持喉嚨放鬆。

4 | 如果有需要，可以彎曲手肘，雙手扶背部，手指朝朝上，支持身體重量。停留五至七個吸吐後，慢慢放鬆。先以雙手支撐身體，雙膝彎曲，慢慢將背部平放到地板，回到平躺姿勢後，再放鬆雙腿，全身放鬆。

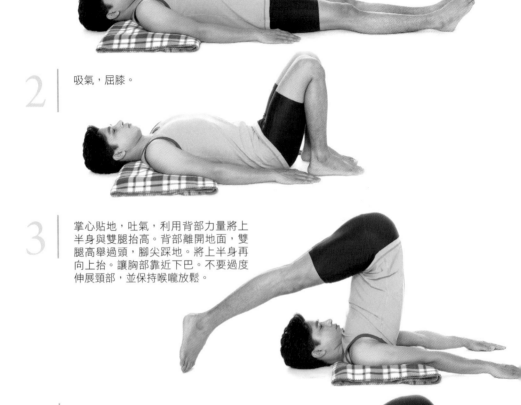

肩立式 | Sarvangasana

詳見第 136 頁說明。

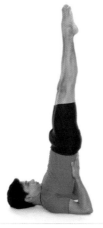

魚式 | Matsyasana

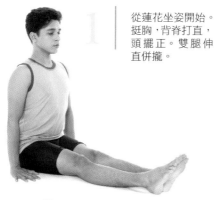

1 從蓮花坐姿開始。挺胸，背脊打直，頭擺正。雙腿伸直併攏。

2 右腳彎曲，將腳掌放到左大腿上。

3 左腳彎曲，將腳掌放到右大腿上。腳掌朝上，腳跟貼近鼠蹊部。盡量將雙膝碰到地板。雙手放在膝蓋上，呈意識手印或智慧手印。

4 手肘彎曲，雙手放到背後。以雙手支撐力量，慢慢將上半身向後躺，肩膀、頭部輕放地面。身體呈一直線。

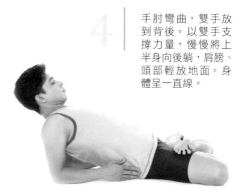

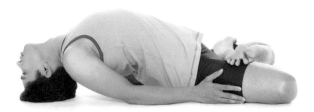

5 手肘向臀部方向靠近，頭頂頂
地，肩膀向後打開。

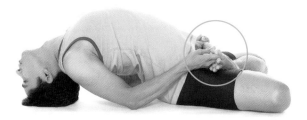

6 用雙手食指、大拇指抓住腳的
大拇指。

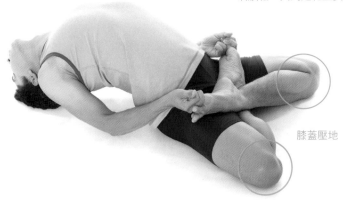

7 手肘著地，將上背部向上弓起，頭部再
向身體方向靠近。膝蓋壓地，感受胸部、
腹部肌肉的伸展。停留五個吸吐後，吐
氣放鬆，回到蓮花坐姿。

膝蓋壓地

注意事項

如果練習時，無法從蓮花坐姿開始，則可以練習魚
式（瑜珈磚輔助），雙腳打直。

倒立式 | Sirsasana

1 金剛坐姿。雙腳彎曲坐在腳跟上，膝蓋併攏，腳趾向外。雙手放在膝蓋上。挺胸，背脊打直，頭擺正。閉上雙眼，正常吸吐，全身放鬆。前方放一條小毛巾。

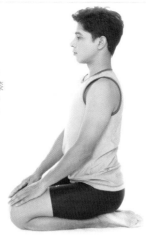

2 雙手十指交扣，放在毛巾上。

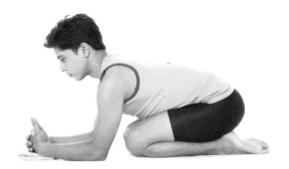

3 接著，將頭頂放在掌心上。下手臂平放地面，手肘打開與肩同寬。

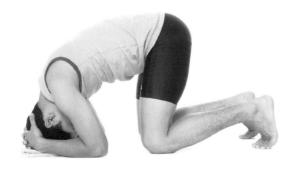

提升記憶力，讓大腦神清氣爽

297

4 雙臂、手肘、腳趾向地面下壓,將膝蓋、大腿、臀部向上抬高,試著把脊椎和大腿朝天花板伸展。腳尖踩地。停留五個吸吐後,採嬰兒式放鬆身體。

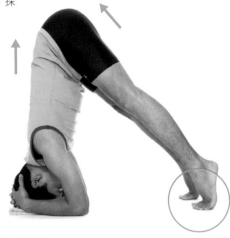

腳尖踩地

 注意事項

1. 如果有頭痛、頸部疼痛等狀況,應立即停止練習。
2. 如果練習第一階段並無感到不適,可進入第二階段。

第二階段

5 同第一階段,頭放在地面,下壓雙臂與手肘,將膝蓋、大腿、臀部向上抬高。接著,放鬆雙手,掌心貼地,打開與肩膀同寬。手肘呈九十度垂直,將身體重量分配到掌心,脊椎與臀部持續朝天花板伸展。試著用頭頂、手掌、腳趾平衡。停留五個吸吐後,採嬰兒式放鬆身體。

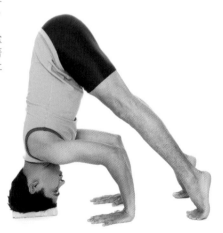

 注意事項

如果有頭痛、頸部疼痛等狀況,應立即停止練習。

蜂鳴呼吸法變化式一 Bhramari Variation 1

1 | 基本盤腿坐姿。盤腿，雙手呈手印放在膝蓋上。挺胸，背脊打直，頭擺正。閉上雙眼，正常吸吐，全身放鬆。

2 | 將雙手指尖放在頭頂中央，手肘向左右兩側打開，肩膀放鬆。

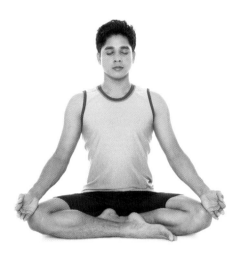

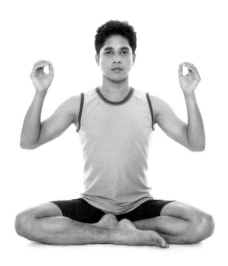

3 | 挺胸，頭擺正。從鼻子吸氣。緩緩吐氣，嘴巴輕輕閉上，上下兩排牙齒微微分開，舌頭放鬆。發出如蜂鳴般深層、穩定的「Hmmmmmm」嗡嗡聲，直到將肺部氣體全部排出。此為一回，練習五回。完畢後，鬆開雙手，放在膝蓋上。全身放鬆休息，感受蜂鳴聲在腦部與頭殼的震動。

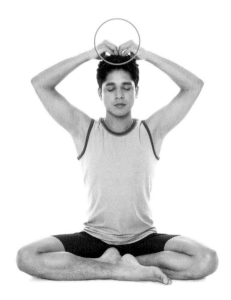

 注意事項

練習中，記得手肘、肩膀與胸部要往外打開。

蜂鳴呼吸法變化式二 | Bhramari Variation 2

1 基本盤腿坐姿。盤腿，雙手呈手印放在膝蓋上。挺胸，背脊打直，頭擺正。閉上雙眼，正常吸吐，全身放鬆。

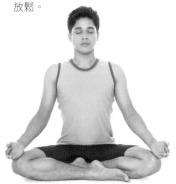

2 雙手食指、大拇指輕輕拉耳垂，稍微感覺到手的重量，手肘朝下，放在胸口兩側。拉耳垂的動作會刺激耳朵附近與大腦相連的神經，加強醒腦提神的效果。

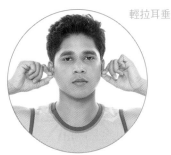

輕拉耳垂

3 挺胸，頭擺正。從鼻子吸氣。緩緩吐氣，嘴巴輕輕閉上，上下兩排牙齒微微分開，舌頭放鬆。發出如蜂鳴般深層、穩定的「Hmmmmmm」嗡嗡聲，直到將肺部氣體全部排出。此為一回，練習五回。完畢後，鬆開雙手，放在膝蓋上。全身放鬆休息，感受蜂鳴聲在腦部與頭殼的震動。

注意事項

1. 蜂鳴呼吸法因為能促進循環、提神醒腦，因此應避免在睡前練習。
2. 蜂鳴聲也可以用瑜珈的「Om」代替。

鼻孔交替呼吸法
Nadi Shodhana

攤屍式
Shavasana

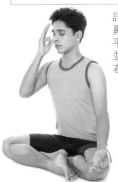

詳見第 167 頁說明。鼻孔交替呼吸法能平緩波動的情緒，並平衡我們大腦左右半球。

最後以本動作作為課程的結束動作，詳見第 16-17 頁說明。

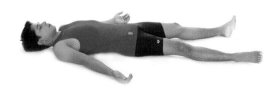

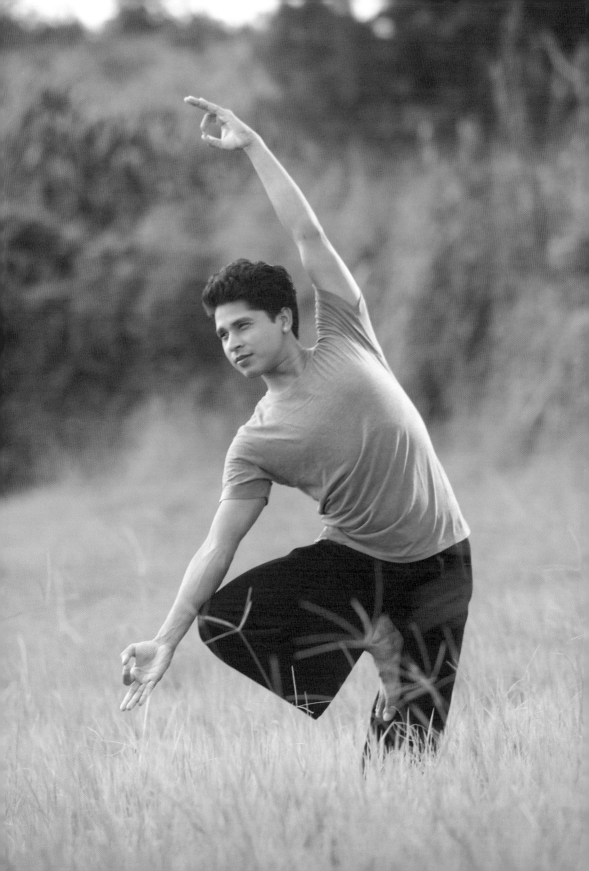

SUJIT, while we writing this, we can remember a little boy of about 5 years, named Sujit Kumar. He was very special and different from the other boys of his age.

At first we noticed him because of his flexibility and gradually we understood that he is very obedient, also he has a special quality of commanding. At the age of 9 or 10 years he was capable of managing the students elder than him. For younger students he was an idol because of his success.

Sujit achieved "Champion of the Champions" the highest title of our province consequently 6 times., which is an unbeatable record till today. Later on he achieved 'Yogarjun' award in the year 2006. He is the only ' Yogarjun' in our province. Arjuna- is known as an example of a dedicated person for achieving his goal.

He taught in India, Hong Kong and Taiwan. Whatever the country is he always gained love and respect of his numerous students.

Now he is going to write a book on Yoga in which we can see his experience and knowledge.

We wish him Best of Luck.

Prof. Baishali Champaty Karmaker　　　Prof. Prabir Karmakar
President of K.I.Y. ,　　　　　　　　　Founder of K.I.Y. ,
Jamshedpur, India　　　　　　　　　　Jamshedpur, India

來自印度的祝福信二

The popular cliche of "An apple a day keeps the doctor away", has taken aback seat and the world now murmurs "A Yoga a day keeps the doctor away", very true and abject to the changing scenario of work, work and work.

Life in the 21st century has changed considerably, we seem to be more busy earning money and leading to sedentary life.. The present human race has forgotten to give respect and rest to the human body and thus we have alarming figures of increased heart attacks, obesity, diabetes, cancer and many other life threatening ailments.

The ever working human body needs to continuously replenish and rejuvenate to keep on performing at its best for which Yoga can be an effective enabler.

I am extremely happy to note that Sujit Kumar is conceptually publishing a book on basic yogic exercises. This book is divided into 5 chapters, in each of which focuses on one specific topic, from muscles, blood circulation, physical fitness, immune system and digestion to the mind, and on how, with easy and simple yogic exercises, readers could improve their overall health from these five aspects.

I wish Sujit all the best and hope this book brings about a holistic change in the lifestyle of the modern man.

With best wishes.

G.M. Sharan
Head Corporate Sustainability Projects
Corporate Sustainability Services
Tata Steel, Jamshedpur, India

國家圖書館出版品預行編目(CIP)資料

全家老小不生病的健康瑜珈/ Sujit Kumar著. ;
新北市：出色文化, 2016.09
ISBN 978-986-5678-94-4（平裝）
1. 瑜伽 2.運動健康
411.15   105013304

全家老小不生病 的 健康瑜珈

作　　者—Sujit Kumar
譯　　者—施睿恩
插　　畫—好寶
社　　長—陳純純
主　　編—黃佳燕、林麗文
攝　　影—林創裕
封面設計—黃偉宗
行銷企劃—陳彥吟
法律顧問—六合法律事務所　李佩昌律師

出版・台灣地區—出色文化出版事業群・出色文化
　　　　新北市新店區寶興路45巷6弄5號6樓
　　　　電話：02-8914-6405
　　　　傳真：02-2910-7127
　　　　劃撥帳號：50197591
　　　　E-mail：good@elitebook.tw

印　　製—皇甫彩藝印刷股份有限公司
初版一刷—2016年9月
定　　價—499元